轻松学中医经典系列
QINGSONG XUE ZHONGYI JINGDIAN XILIE

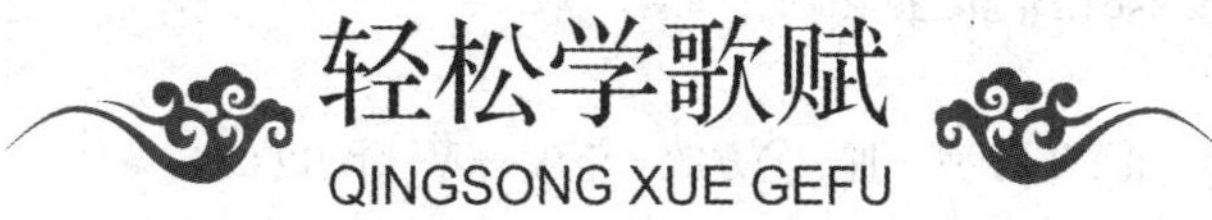

用药传心赋 1

YONGYAO CHUAN XINFU

曾培杰◉编著

朗照清度　蔡中凤　唐婉瑜
李家林　曾佳俊　曾舒佳　温璧华◉整理

辽宁科学技术出版社
LIAONING SCIENCE AND TECHNOLOGY PUBLISHING HOUSE
拂石医典
FU SHI MEDBOOK

图书在版编目（CIP）数据

轻松学歌赋用药传心赋．①/曾培杰编著．—沈阳：辽宁科学技术出版社，2023.8
ISBN 978-7-5591-3046-4

Ⅰ．①轻…　Ⅱ．①曾…　Ⅲ．①方歌—汇编　Ⅳ．①R289.4

中国国家版本馆 CIP 数据核字（2023）第 099915 号

出版发行：辽宁科学技术出版社
北京拂石医典图书有限公司
地址：北京海淀区车公庄西路华通大厦 B 座 15 层
联系电话：010-57262361/024-23284376
E-mail：fushimedbook@163.com
印 刷 者：河北环京美印刷有限公司
经 销 者：各地新华书店

幅面尺寸：170mm×240mm
字　　数：237 千字　　印　　张：17.25
出版时间：2023 年 8 月第 1 版　　印刷时间：2023 年 8 月第 1 次印刷

责任编辑：陈　颖　孙洪娇　　责任校对：梁晓洁
封面设计：黄墨言　　封面制作：黄墨言
版式设计：天地鹏博　　责任印制：丁　艾

如有质量问题，请速与印务部联系　　联系电话：010-57262361

定　　价：89.00 元

前言

在草医节期间，宏姐翻开她的手机相册说：“我这里有三千多张照片，都是吃药前后的对比图，基本就像换了一个人，脸色变好看，眼睛变有神，精神状态变好等等，这都是中医治疗的实相。”

宏姐也自己开方给自己吃，她说：“行中医首先要自治，自己身上的问题都解决不了，怎么帮人看病！”

所以，中医人行医要关注病人前后的变化，比如舌苔、脸部、声音、症状、脉象、心情等，因为只有这样，你才能辨别出治疗是否有效果，哪些有变化哪些没变化，最后再做调整，让病人的身心越来越好。

同时，如果医者自己生病了，那就不要错过这个自证实践的好机会。

比如最近冒虚汗多，《用药传心赋》中有条文：

黄芪补卫而止汗！

那就用玉屏风散，重用黄芪，结果三剂不到，汗就止住了。

如果身体出汗还发冷，大便稀小便清长，那就再加上附子。

附子回阳，救阴寒之药！

阳虚不固的漏汗，附子是必用要药。

如果吃了点凉冷东西，肚子胀痛，那就用《用药传心赋》中的条文：

官桂治冷气之侵，木香调气治腹痛！

马上用点肉桂、木香煮水喝，再用艾条灸下肚子，很快肚子就暖起来了。

如果吃煎炸烧烤上火口腔溃疡，喉咙肿痛，这时就要想到《用药传心赋》中的条文：

石膏泻胃火之炎蒸，山豆根解热毒而治喉痹！

把这两味药煮水喝一下，整个消化道就像降了一场雨，清凉无比……

传心者，不只是传前人的秘诀歌赋，前辈的经验方法，更多的是用身心去体证方药的作用，用心去感受病人用药前后的身心变化，哪怕是最细微的变化，都是弥足珍贵的。

这就是实践精神和实事求是精神，也是中医能够健康发展的重要基础。

如果您正在走上这实证之路，那么恭喜您已得传心之法了！

用药传心赋

用药之妙，如将用兵。兵不在多，独选其能。药不贵繁，惟取其效。要知黄连清心经之客火。黄柏降相火之游行。黄芩泻肺火而最妙。栀子清胃热而如神（炒黑止血）。芒硝通大便之燥结。大黄乃荡涤之将军[①]。犀角解乎心热。牛黄定其胆惊。连翘泻六经之火。菊花明两目之昏。滑石利小便之结滞[②]。石膏泻胃火之炎蒸。山豆根解热毒而治喉痹。桑白皮泻肺邪而利水停。龙胆治肝家之热。瞿麦利膀胱之淋。鳖甲治疟而治癖。龟板补阴而补心。茵陈治黄疸而利水。香薷治霍乱以清襟。柴胡退往来之寒热。前胡治咳嗽之痰升。元参治结毒痈疽，清利咽膈。沙参补阴虚嗽，保定肺经。竹叶、竹茹治虚烦而有效。茅根、藕节止吐衄而多灵。苦参治发狂痈肿。地榆止血痢血崩。车前子利水以止泻。瓜蒌仁降痰以清襟。秦艽去骨蒸之劳热。丹皮破积血以行经。熟地补血而疗损。生地凉血以清热。白芍药治腹疼——补而收，而烦热上除。赤芍药通瘀血——散而泻，而小腹可利。麦冬生脉以清心，上而止嗽。天冬消痰而润肺，下走肾经。地骨皮治夜热之劳蒸。知母退肾经之火沸。葛根止渴而解肌。泽泻补阴而渗利。兹乃药性之寒，投剂须当酌意。

又闻热药可以温经：麻黄散表邪之汗。官桂治冷气之侵。木香调气治腹痛。沉香降气治腰疼。丁香止呕，暖胃家之冷。藿香止吐，壮胃脘以温。吴茱萸走小腹疗寒疼。山茱萸壮腰肾以涩精。豆蔻、砂仁理胸中之气食。腹皮、厚朴治腹内之胀膨。白豆蔻开胃口而去滞。元胡索治气血亦调经。附子回阳，救阴寒之药。干姜治冷，转脏腑以温。草果消溶宿食。槟榔去积推陈。苁蓉壮阳而固本。鹿茸益肾而生精。锁阳子最止精漏。菟丝子偏固天真。没药、乳香散血凝之痛。二丑、巴豆（二位相反）攻便闭不通。紫苏散邪寒，更能降气。川椒退蛔厥，核治喘升。五灵脂治心腹之血痛；大茴香治小肠之气痛。

此热药之主治，分佐使与君臣。

论及温药，各称其能。甘草为和中之国老。人参乃补气之元神。葶苈降肺喘而利水，苦甜有别[③]。茯苓补脾虚而利渗，赤白须分[④]。黄芪补卫而止汗。山药益肾而补中。莪术、三棱消积坚之痞块。麦芽、神曲消饮食而宽膨。顺气化痰陈皮可用。宽中快膈枳壳当行。白术健脾而去湿。当归补血以调经。半夏治痰燥胃。枳实去积推陈。川芎治头疼之要药。桃仁破瘀血之佳珍。艾叶安胎而治崩漏。香附顺气而亦调经。杏仁止风寒之嗽。五味敛肺气之升。防风乃诸风之必用。荆芥清头目而疗崩。山楂消肉食之积。细辛止少阴头疼。紫薇花通经而堕胎。酸枣仁敛汗而安神。藁本止头疼于巅顶之上。桔梗载药物有舟楫之能。杜仲壮腰膝而补肾。红花苏血晕而通经。兹温药之性气，学者必由是而遵循。

既已明于三者[⑤]，岂不悉举其平。常山使之截疟。阿魏用之消癥。防己、木瓜除下肢之湿肿。菖蒲、远志通心腹之神明。壮腰膝莫如虎骨。定惊悸当用茯神。阿胶止嗽而止血。牡蛎涩汗而涩精。羌活散风，除骨节之疼。冬花止咳，降肺火之升。独活、寄生理脚膝之风湿。薄荷、白芷散头额之风疼。木贼、蒺藜退眼睛之浮翳。元明、海粉降痰火之升腾。青皮伐木。紫菀克金。五加皮消肿而活血。天花粉止渴而生津。牛蒡子清喉之不利。薏苡仁理脚气之难行。琥珀安神而利水。朱砂镇心而定惊。贝母开心胸之郁，而治结痰。百合理虚劳之嗽，更医蛊毒。升麻提气而散风。牛膝下行而壮骨。利水须用猪苓。燥湿必当苍术。枸杞子明目以生精。鹿角胶补虚而大益。天麻治诸风之掉眩。木通治小便之秘涩。天南星最治风痰。莱菔子偏医面食。此乃药性之提纲，用作传心之秘术。

---

①言大黄涤除肠道积滞，好像猛将一样。

②结滞：指湿热蓄于下焦以致小便不利。

③葶苈性寒，有苦、甜两种。苦的下泄性急，甜的下泄之性缓。

④茯苓甘平淡，气味俱薄，白的偏于补；赤的偏于利。

⑤三者：指寒、热、温三性。

目录

第1讲

黄 连

《用药传心赋》出自于《医学传心录》。什么是传心？就是指高智慧之人相互传递知识口诀，叫传心。传心在佛门叫五灯会元，在我们医家叫“医灯续焰”。

传心就如嫁接树木，嫁接有三大要领：心与心相对；缠得紧密；去掉枝蔓，存主干。掌握这三大要领，嫁接就能成功。

《用药传心赋》内容不多，只有一页半纸，都是口诀式的。每句话都凝聚了古圣先贤千百年的智慧。

用药之妙，如将用兵。

这用药之妙，如名将用兵一样，有三大特点。

第一，非常谨慎，不会草率。因为一草率就会损兵折将，折戟沉沙，就死定了，所以用药千万要小心，因为一旦用不好药，就前功尽弃，如泥牛入海，达不到效果，还遭病者厌烦，所以说用药如名将用兵。

第二，将用兵，要熟悉兵。通信兵、前锋兵、后卫兵、运粮兵，每个兵的特点都要了然于胸。临证用药的时候，也必须熟悉每一味药物的药性。

第三，将用兵要有智慧。用药时该下的时候你要大下，该补的时候要巨补，该攻的时候要猛攻。

“用药之妙，如将用兵”这句话虽然没有讲药，但它很重要。一首歌赋，第一句跟最后一句，如是“凤头”跟“豹尾”一样。

兵不在多，独选其能。

打赢一场仗，有时候不在于兵的多少，而在于兵能不能干。兵能干且同心的话，千人就有千人力；兵不能干又不同心的话，万人都达不到一人的力。

药不贵繁，惟取其效。

以前有一位民间郎中，去给一个富翁治病。这富翁得了严重的饮食积滞证，郎中开药方：炒莱菔子 3 钱。一去抓药，只几分钱，非常便宜的药。这个富翁就不吃了，他认为自己贵重之体，怎么能吃如此便宜之药，应该开贵重一点的药。

这位民间郎中非常有智慧，他就说了一句话：“乌合之众虽多何益，茅棚之下常有相公，卒伍之间常有名将。”所以不可以忽视这些普通的草根人物。

这个富翁一听这话，服了一剂，大便就通畅了，体力就恢复了。莱菔子具有通腑增力之功效，专治肠胃有积滞、腑气不通等证。

一首歌赋，刚才讲的是“凤头”，中间讲“猪肚”，最后面收尾叫“豹尾”。好，开始进入这个“猪肚”了。

要知黄连清心经之客火。

上乘的黄连，形似鸡爪，四川鸡爪连品质最佳。黄连味苦，性寒。“苦寒清火消炎热”这句口诀掌握好了，黄连的作用就已经得其大半，所以以前说：“携得黄连片，天下病治个遍。”

所以曾经流行黄连片可以治百病的传说。

也就是说，好多病都是由火引起的，黄连苦寒清火消炎热，所以要记得，无形的烦热可以用黄连；有形的、已经长疮痈的，也可以用黄连。

无论有形无形之热，只要觉得心烦胸热，都可以用黄连。所以黄连很重要，如果觉得热火烧，好像在地狱煎熬，觉得日子好难过，就可以吃黄连。

老师就治疗好几例这样的病例，用黄连解毒片，跟大家分享一下。

有位病人几天几夜没睡觉，因为工作的事情忙得焦头烂额，睡不着，我号脉说这是脉数主火，洪数有力乃实火也。

用黄连解毒片，按照说明书剂量的双倍来吃。他晚上吃了药，当晚就睡了个好觉，醒来感觉好清凉，没有睡过这么沉的觉。

心是主帅，突然间有邪火攻它，来烦扰它，黄连就可以把邪火清掉，所以它能够清火消炎热。

神是住在哪里的？住在心里，假如心“起火”了，就如人住在家里，但家里起火了，谁都不敢进去，所以“七窍冒烟”的人，睡眠质量下降，神不肯入心，这时用黄连清心经之客火，这个觉就睡好了。

黄连跟苦参、龙胆草、黄柏并称中药四大苦药，可以治疗一切火毒之症。脏腑、经络、血脉的火都可以治。浑身上下，只要摸下去，局部滚烫爆疮的都可以用黄连。

诸痛痒疮，皆属于心，都可以用黄连。

如果风湿关节炎，局部肿，重用黄连 30 克，那这个关节肿块就没了。

还有痛风结节在脚下，红肿红肿的，碰都不敢碰。拒按属什么？属实。

如果有一个人脚肿痛，你碰他一下，他赶紧缩脚，轻轻摸一下都不行的，好，用黄连。

黄连解毒片，一吃下去，这个脚上的毒就解了。再加上四妙散，四妙散可以引火到脚下，和黄连解毒片一起，专治痛风脚肿脚热。

《珍珠囊》记载，黄连其用有六。

一泻心脏火。黄连解毒片治心脏火。心其华在面，所以面上长疮，可以用黄连解毒片。

二去中焦湿热。比如湿热拉肚子，黄连片吃下去，屡用屡效。吃了西瓜，再吃煎炸烧烤，肚子胀痛、拉肚子，用木香和黄连。

诸疮必用，三也。诸痛痒疮，皆属于心，而黄连可以清心经之客火，因此各种疮痈肿毒，必用黄连。

口唇长疮不是脾火吗？可以用泻黄散加黄连。

舌头长疮不是心火吗？可以用导赤散加黄连。

皮肤、鼻子长疮不是肺火吗？可以用泻白散加黄连。

眼睛长疮不是肝火吗？可以用龙胆泻肝汤加黄连。

下巴周围长疮，疮永远长不过嘴唇，属下焦肾火，可以用知柏地黄丸加黄连。

那么多疮，在老师的总结下不过是五脏疮，五脏长疮痈了，加黄连，有画龙点睛之效。

黄连可以祛风湿，四也。黄连治疗热痹效果很好。比如说，膝关节风湿病，如果病人不怕风，还想要吹风，摸下去关节发热，叫热痹。此时可以用一些藤类药加黄连，藤类药通经络，黄连祛湿热，像海风藤、络石藤加黄连，就可以治热痹。

治赤眼暴发，五也。红眼病暴发，黄连磨粉，加冰片敷眼，或者黄连煮水，服用黄连解毒片后，可防治红眼病。

止中部出血，六也。中部中焦，即胃脘部。大便鲜红是痔疮肛周出血。而胃出血，大便是黑色的。大便黑色，用黄连、白芷、白及，再加地榆、乌贼骨，就可以收敛胃黏膜的出血创口，以达到止血的效果。

《神农本草经》也记载了黄连有令人不忘的功效。用道家修炼来解释的话，一味黄连就是《清静经》。

以前黄连号称百病杀手，治百病。以前没有空调、冰箱，大部分人一干活都是火热腾腾的，吃两片黄连解毒片就舒服了。含有黄连的方子可以清心，所以泻心汤等方，服用小剂量之后，既不会寒胃，也不会拉肚子，反而健胃下火，最后脑子就清凉了。1～2克的黄连加5～7克的蒲公英，可以健胃；3～4

克的大黄，可以养胃。

《日华子本草》讲，黄连止盗汗，天行热疾。天行热疾指流行性热性的传染病。流感属于热性、咳吐脓痰的，就可以用黄连。

咳黏黄脓痰的属于热，痰白清稀的属于寒。咳痰既黄稠又脓浊的，用黄连、瓜蒌、半夏，可稀释痰饮，防止流行性热病。

为什么黄连可以治疗盗汗证？

因为汗为心之液。

出汗过多者，一定心烦。适当吃一点黄连，收心则收汗。

黄连是治目要药，红火乃是热之色。所以眼睛发红可以用黄连。

黄连是治痢神药，如果是热痢，就用木香、黄连；如果是寒痢，就用干姜、黄连，效果好。

如此君臣相佐，阴阳互济，最得制方之妙，所以有成功而无偏盛之害。

明朝有一位名医叫廖仲淳，治疗痢疾特别出名，拉肚子的病人都去找他。他黄连用量极大，有时几十克，有时候单独用黄连，吞服4钱，也就是直接12克黄连吞进去，效果特别好，他把这个称为“滞下如金丸”。

以前的痢疾叫滞下，滞下，是形容大便次数增多，虽急欲排便，但不通畅，肛门重坠，如有物阻滞的感觉。

有人问他为什么独味黄连吞服4钱效果这么好？他说，若非用量大，肠道浊阴瘀滞便不能下。

黄连对肠道浊阴有过五关斩六将之能，重用以后，肠痈、阑尾炎、溃疡，都会排到肠外去。

有一位60岁的老农，突然有一天头晕目眩，眼前好像有花在不断飘来飘去，无奇不有，形状万千。晚上睡不着觉，喃喃自语：“怎么有蜜蜂？怎么有蝴蝶？蜜蜂别来蜇我的手脚，蝴蝶你别来粘我的心肺。”

这种现象属于神乱，怎么办？黄连可以清心经之客火。有医家认为这是发癫了，可是用治癫药治不好。明眼的医生认为，这是心火所致。用黄连30克，水煎服，一口一口地喝，居然药到病除，单味而愈，好了。

有一些打人毁物的狂躁病人，先灌服黄连，心经之客火一清，大发雷霆就变成了“小发雷霆”。

《肘后方》有一个单方治口疮：口舌生疮用黄连煎酒，含汁，漱口。

傅青主方有用黄连、菖蒲各10克加到辨证方里，治疗口疮效果极佳。

黄连止消渴，消渴就是现在的糖尿病。《名医别录》里讲，一太守患消渴，用补肾药都治不好。有个道人用酒蒸黄连丸，即黄连1斤泡酒泡一晚上，然后蒸到黑，筛末，炼蜜为丸，睡前服用30丸。一料服完，痊愈。

渴饮大江，消谷善饥，谓之消渴。

消谷善饥就是指食物到胃里都被烧掉了；渴呢，干得像沙漠一样，渴饮大江，就想饮尽大江水。

这是火气旺，重用黄连清心火，黄连可以清欲望之火。

黄连医目疾。《本草图经》中记载，一个姓崔的官员，为白内障所苦，几近失明，经常长夜叹息。其曾经救过的人来报恩，告知一治疗方子，即洗眼汤用后得愈。

现代医家就用洗眼方，当归、白芍、黄连等分，切碎浓煎，趁热适温洗眼，可治疗白内障，治一切风毒赤目。为什么要趁热洗呢？因为煮的黄连是凉药，血要得热才行，趁热洗，用之无不神效。

白内障就是障碍在眼睛里，降不下来，黄连可以降眼内浊阴。

黄连还有非常多的用法，如黄连配肉桂，号称交泰丸，可以交通心肾，治疗下半身冷上半身热和失眠。

黄连配乌梅，蛔虫避之如虎。乌梅味酸，酸能让人静。苦能让人下，所以苦味一到大肠，蛔虫损兵折将，立马逃了。

黄连配白头翁，治热毒痢如神。

黄连配葛根，可以治疗感冒后拉肚子，外能解肌退热，下可去毒败腐。

黄连配干姜，寒温并用，治疗胃病。比如吃凉的肚子痛，吃热的上火。

偏肚子痛者，干姜重用，偏上火者，黄连重用，去调寒热。

黄连配吴茱萸，治疗反酸效果最奇，特别是一着急酸水就泛到咽喉上来。黄连和吴茱萸为平酸要药，方称左金丸。

第2讲

黄　柏

黄柏降相火之游行。

黄柏也是四川产的比较好。黄柏，偏入下焦，清相火。什么叫相火？君火以外叫相火。

五脏六腑就是一个君主带一大群辅佐的臣相。所以肝火、肺火、肾火、脾火、胃火，黄柏都可以清，它退虚热，能够除下焦湿肿，它对于除下焦湿热的效果非常好。湿疹、湿痒、湿疮等下半身的火热，尿黄、尿赤等都可以用黄柏。

为什么叫黄柏？因为能令黄赤热之象转为清白淡，《神农本草经》中记载，身体发黄用黄柏。你觉得最近怎么一望上去，手脸都有点发黄，胆汁排泄不利，加点黄柏，或者用四妙散，把气血津液的这些浊水排走。

四妙散不单是四味药，它能将气血津液的黄水逼出体外，让气血津液四种人体基本物质恢复灵巧机妙，叫四妙散。

黄柏主痔疮，带下赤白，阴部疮痈。比如妇炎洁里面就有黄柏、苦参之类的药物。

《神农本草经》里讲，黄柏主阴痒蚀疮。把黄连、黄柏、苦参、龙胆草四大苦药用在一起，就是洗疮方。为什么用四大苦药，因为“疮痈原是火毒生，苦寒清火消炎热”。

《日华子本草》讲，黄柏可以清肝明目。目痛泪黄，用黄柏、桑叶煎汤，一洗就好了。

黄柏可以治蛔虫，乌梅丸方里有用黄柏。因为其苦寒清火，由顶至踵。蛔虫得酸则静，得辛则伏，得苦则下。

《本草便读》记载，用黄柏皮，可以治疗上焦热，比如口疮、皮肤疮。黄柏其质虽皮，但气味皆苦寒沉降，故可降肺入肾与膀胱，其清火是由头顶、皮肤一直到骨头的。

《神农本草经》跟《日华子本草》都共同提到，黄柏可以治疗心热、消渴、干渴。这种渴呢，是由五脏赤热引起。所以主治五脏肠胃中结气热。

肠胃中结气热，比如阑尾炎就像是一团腐肉败血，积在肠胃沤得发热了。

病人得了牙痈，牙齿肿得像蛋黄那么大，一不小心痈疮走黄，脓毒入脑的话会死人的。不要紧，用黄柏、冰片打成粉敷上去，就可以退痈。

什么叫结气热？要得悟，不能光读这二十来个字。肝气郁结发热，所有肿瘤都有郁结，郁结久了气机不能流通就发热，所以肝气郁结发热，叫结气热。

黄柏就最擅长清结气热。蒲公英、车前草一般清气热，旱莲草清血热，但是它们不能清结气热跟结血热。如果热势弥漫的时候，一吃这些药就清凉了，可是如果热势集中到一个点上，这些药清不了。

黄柏可以清，如果清不了怎么办？可加皂角刺破结，待破开后再清。

《药品化义》讲，黄柏味苦入骨，是以降火能自顶至踵，沦肤彻髓。肤是皮肤，髓是骨髓，肤属肺，髓属肾，沦肤彻髓，就是说可以直接穿透皮肤，通彻到骨髓，无不周到，专泻肾与膀胱之火。

尿一旦见黄，也可以用黄柏。排尿既少又黄伴尿涩痛，用黄柏 5 克，稍重者 10 克，最严重者 20 克。一下去尿第二天就清了。

《外台秘要》讲，黄柏乃疮家妙药，治口舌生疮，黄柏含之良。

一男子，口舌生疮多年，三个月来时发时愈，大便奇臭无比。奇臭无比、舌苔腻滞，这是湿热导致的消化不良，怎么办？用砂仁、黄柏、甘草，这个方子叫封髓丹。

口腔溃疡，舌苔黄腻者，是湿热熏蒸，别忘了用黄柏。

黄柏是治痿要药，肾与膀胱不足，湿热为患，会致痿弱无力。刘完素有个方子：黄芪汤中加黄柏，可使两足膝中气力涌出，痿软即去，因此黄柏是治疗腿脚瘫痪必用之药。

凡老年人肾水膀胱不足，感染了风寒湿邪，就会导致血脉闭塞。这时虚中夹实，我们就用黄芪汤，补其虚，再加黄柏，泻其实。

因为纯虚的人很少，李东垣的升阳益胃汤、益气聪明汤里面稍微加点黄柏功效就不一样了。

黄柏有洁污垢的作用，清洁五脏的黄浊黄油，补中益气汤加点黄柏，可以将身子清理干净，再补益。

一位白内障病人，看不清远处，看一下眼睛就涩了。后来，老先生就用益气聪明汤加黄柏，把中气补足以后，再祛掉湿热，眼目渐清晰。

南方人必须学会用黄柏，为什么呢？因为南方水湿重，在水湿里头日久，湿郁就会化热。像病人脚上湿疮老好不了，怎么办？我说要多爬山打赤脚，往高处走。一日万步走，就可以将湿热走掉。他听了很开心，一下子豁然开朗。不要钻到药物治病的死胡同，养生也可以治病。

有一位病人，右脚痛，不敢踏地，弯曲都不如意，用各种消炎药都没治好，脉象洪数滑利，洪有热，滑有湿，这是痰热痰湿走注经络，只服用数剂药就行走正常。原来就是四妙散，加上点威灵仙、天南星之类。这是李克绍先生的医案，很精彩。

老师认为年轻人腿脚不利，大都是湿热寒湿所致，寒湿用肾着汤，湿热用四妙散。老年人腿脚不利，大都是肾虚肝虚所致，肝虚用四物汤，肾虚用六味地黄丸、金匮肾气丸。

黄柏泻膀胱龙火，利结小便、下焦湿肿、痢疾见血者，都可治。

长安有一病人，小便不通，肚腹中满，坚硬如石头，腿脚破裂出水，饭都吃不下，各种利小便的药服遍了，都没有效果。

李东垣说，此人家庭条件好，奉养太过，痰生百病食生灾，膏粱积热损伤肾水，致膀胱久而干涸，小便不化，火又逆上，这叫龙火。膀胱经像一条龙一样，膀胱经里头没水了，火就开始往上焦攻，叫水浅不养龙。在老师看来，现在好多有火气的人，就是水喝少了，没有按时定量喝水，怎么办？用黄柏、知母各1两，酒洗以后碾碎，以肉桂1钱为引，炼成丸服用。

刚开始服用的时候，阴部像火烧一样，随即尿如瀑布而出，随即肿胀俱消。

下焦积热，用黄柏、知母，为什么要佐以肉桂？肉桂就像是一个使者，它可以引药到病所，如果病是热的，它对寒药是格拒的，所以派一位热药，它就会亲近病所，一亲近病所，这里面的药物就发生作用了。

这种形象叫反佐，就是说这军队里头有一个可以“迷糊”对方的，敌方是火热将军，我方是寒冷将军，一碰就倒下了。我方派一个火热兵过去，敌方以为这个兵是它的，想不到一进去就把它给歼灭了。所以用大寒药治疗大热病，要反佐一两味热药，或者凉药热服。

有一种遗精叫相火旺盛遗精，比如下面这个病例。白某，28岁，梦遗四五年，加重一年，每两三天一次，有时一夜两次，腰酸尿繁，乏力，身困，记忆力减退，舌尖红。本病病机为阴虚火旺，精关不固。用滋阴降火，固涩精关的知柏地黄汤加减，一周即痊愈。

下焦湿热也会导致遗精不止，此时遗的是湿热，不一定是虚。

黄柏治痢疾，要配黄连、白头翁。肛门像烟囱筒那样红赤，拉肚子感到肛门有一把火的，黄柏绝对用对了，即白头翁汤。

治疗黄疸有一个栀子白皮汤。身体发黄、手发黄的，用栀子配黄柏，再加茵陈，特效。

一女病人手发黄，用四物汤加黄柏、栀子。为什么？她是女的，手黄不亮，黄且亮的用三黄泻心汤，而她的手是褐黄的、暗的，说明有血瘀，四物汤活血、补血、补虚，再加黄柏、栀子，就可以。

四物汤加黄柏、栀子，叫清血汤，号称“血管清道夫”。可以祛血管黄斑。

带下黄稠，要用易黄汤，易黄汤里有黄柏，可以将黄浊带立马祛除。在老师看来，它不单治带下黄浊，有时还可以治疗黄疮。

治热淋，即膀胱炎、尿道炎，可用黄柏配导赤散。

治湿疹，可用四妙散。

有一个商店的老板娘，常年腰间湿疹，即带脉湿疹，为什么呢？因为她经常运货送货，汗出来被束带挡住走不了。用四妙散加痛痒三药（丹参、菖蒲、威灵仙），当时就开了七味药，吃了就好了。药少而精，用药之妙不在繁而在精。

湿疮也好治，可用黄柏煎汤洗患处。

第3讲

黄 芩

黄芩泻肺火而最妙。

黄芩是泻火解毒之药，可以泻肺火。肺为水之上源，肺气降，则诸经之气服从而顺行，莫不下降。

肺是华盖，肺肃降正常，就像天下雨了，从天到地都是凉的，无一处不清凉。

治上火有一个秘诀。辨不清是哪个脏腑上火的时候，统统一味黄芩饮，用黄芩30克。黄芩通过降肺火而达到润五脏六腑，清凉奇经八脉的效果。

心中似火烧，是非计较天天不少，就用黄芩。

“芩”字，上面是草木，下面是今，“黄”代表火热之色。红火过了，草木要枯。炒菜火过了，菜就要焦。从“黄芩”两个字就悟到它可以治焦虑。一味黄芩饮或者酸枣仁汤加黄芩，就可以治疗失眠引起的焦虑。

黄芩主要用于肺热咳嗽。如何知是肺热咳嗽？第一，脉数，尤其寸脉数，寸脉主心肺。第二，面红，肺主皮毛，皮毛发红了，为火烁金。第三，尿赤，肺为水之上源，膀胱乃水之下游。正本清源，源清流自洁。通过用黄芩、枇杷叶等药，清降肺金，就可以达到尿恢复清澈，而咳嗽肺热停止的效果。

黄芩可用于热毒疮痈。如古代讲的肺风粉刺，就是现在的青春痘，是肺热引起一个个的疙瘩，青春痘长于皮下，皮毛属于肺所主。辛走肺，一吃辣椒就加重可用。黄芩加清淡饮食。

血热出血，流鼻血，白睛溢血，牙龈出血。但见血热出血，皆可用黄芩。怎么知道是血热出血？脉象有力的叫血热出血，脉象没力的叫脾不统血。有力无力辨虚实也。

如果脾虚出血，黄芩要配一点阿胶，阿胶补脾，能够助肺脾补血。

有些长得年头比较久的黄芩，中间的根部会枯萎，形成空洞，叫枯芩。不要认为枯萎的不好，清火又不伤胃以枯芩为佳。它经过岁月的洗礼以后更平和平稳，胃痛、胃热等胃不好的人，用枯芩较好。

一般胃有炎症、胃又虚的人，一用凉药就加重。但用枯芩就没事，因为枯芩质地比较疏松，比较平和，寒性没那么强。

黄芩虽然苦味没有黄连那么重，但它照样能很好地消炎清火。黄芩的气比较淡，不像黄连那么重浊。气淡一般偏于治上焦之火，所以清肺火、上焦郁热、微烦躁等。

微烦躁者用黄芩，大烦躁者用黄连。

《神农本草经》讲，黄芩主诸热黄疸。黄疸可以用黄芩，像小柴胡汤，方中用了黄芩。小柴胡汤配合茵陈蒿汤，就是很好地治疗诸热黄疸的方子。

疮痈原是火毒生，一见苦寒便消失。

火毒疮痈，暴疮，暴病多火，暴病多实。突然间背上手上冒两个疮，可用黄芩 30 克。

《日华子本草》讲，黄芩善治浮痈发背。

一病人，碗口大的背痈，弄不好直接穿心就很危险。重用三黄片，三倍剂量地吃，连吃了三天，就通过大便把火毒拉出来了。

火气攻背，脉象洪数有力，三黄片三倍剂量地吃，以大便稀溏为度，一排出来，疮痈就瘪下去了。

黄芩主治有九。它优点非常多，效果惊人，本领高强，治病范围广，能耐很不错。

第一，泻肺经热也。

小儿肺热咳嗽，一味黄芩就够。肺热咳嗽，口又臭又苦，舌尖红，用黄芩 10 克，煮水给孩子喝，晚上就不咳了。

第二，夏夜热盛须用。

有一种病叫小儿夏季热。表现为夏天身体蒸蒸发热。黄芩配竹叶心、沙参、麦冬、冬瓜皮这些清凉药，煮两碗水喝下去，夏季热就好了。不然一到夏天，小儿容易满身长痱子。

第三，治上焦皮肤风热。

像痤疮，还有牙龈肿痛，都可以用黄芩。像黄芩配薄荷，两味药就够了，专治牙痛，薄荷散风热于外，黄芩泻火热于内。黄芩 20 克，薄荷 20 克，煎水泡茶，或者只泡水都可以。

第四，去诸经之热。

不单是肺经热症，十二经络以肺经为首。“肺大胃脾心小肠，膀肾包焦胆和肝”。十二经络疾病均可以从肺入手。

治疗心脏病从肺入手，治疗肾虚也从肺入手。为什么？十二经络，肺为先锋。肺主气，司呼吸，通过肺的吐纳，可以给五脏六腑打气。

举个例子，虎山脚下一个商店的老板娘，长期坐在那里，大便不通。她是浅呼吸肺气不足所导致的大便秘结。肺气足了，大肠才能动。让她每天上虎山一次，再下来，通便药都不用吃了。为什么？肺活量大，肺气足，大便就通。

还有一个胃下垂的病人，一吃多东西，食物就滞塞在胃里，叫滞食症。让他在虎山踢腿，把肺活量增大，从此再没有那种胀滞之感。

有些人思则气结，有时候气结是假的，肺活量下降才是真的。像林黛玉性格的，思则气结，怎么给她讲道理都没办法，怎么办？拉出去跑步就有用。

古籍上记载过劳作治郁的案例，但是它没有分析原因。诸气膹郁，皆属于肺。劳作就是增大肺活量，肺活量大了，郁自然就好了。人思虑过度，思伤脾，别人认为只需健脾，老师却认为还要去开肺，肺大胃脾。

再看心，如果焦虑了，就去跑步。跑步增加肺活量，五脏六腑气足了，才不会焦虑。

小肠更好讲了，肠痈与肺热有关。所以治肠道的热毒，要加黄芩。

有些病人排的大便像小手指一样细，然而正常来说最起码要像大脚趾，粗大代表肺气旺。如果像小手指，可能是肠道里瘪气了，久而久之，肠道要长痈疮的。

肠道长痈疮，怎么办呢？通过肺将肠管“吹”大。用麻子仁丸及济川煎，如果效果不理想，加跑步就可以。

膀胱经的前列腺炎及尿道炎症怎么治？就降肺火，这样下半身的炎症就退了。

心包经，晚上睡不着觉，饭后百步走，这个觉就好睡了，打赤脚刺激皮毛。

三焦经，三焦为水火气机升降之通道，三焦通不通畅还是要肺说了算。把鼻子一捏，三焦就不通畅了。

胆和肝，胆大往往是肺气足的体现。胆主魂，肺活量主的是魄。肝，就是敢干，主疏泄。肺主气力，有的时候，肝胆决断不行，是因为没力。气力，力生于气。肺能断金刚，可以助肝疏泄。

总之，增大肺活量可以去诸经之热，这个经验非常重要。

第五，养阴退阳，主治妇人产后阴虚阳亢。

黄芩四物汤，可以治疗阴虚阳亢。

第六，利胸中气郁。

诸气膹郁，皆属于肺。肺气清降后，胸闷就消失。

第七，消膈上痰。

胸膈以上痰浊交阻、痰热，咳出来的痰又黄又臭，可用黄芩。

第八，除上焦热及脾湿。

黄芩清热燥湿。

第九，安胎。

胎动不安有好几个原因，其中一个就是热。黄芩就正好治胎动不安之热证。

李时珍有一次外感咳嗽老好不了，且犯戒，咳嗽以后还吃肥甘厚腻，或者熬夜。他饮食没有节制，起居违背天地规律，劳心过度，遂至骨蒸发热。一般热只是皮肤热，他却热到骨头里去了，骨髓油也消耗了，肤如火燎，每日吐痰整碗，暑天烦渴，睡也睡不下，吃也吃不了，延续一个多月，话都讲不出了，不断加重，皆以为必死。用常规的柴胡、麦冬、荆芥、竹沥之品，都没有治好。其尊人，就是李时珍的父亲，读古书发现，李东垣治肺热如火燎，烦渴引饮，白昼加重者，用一味黄芩 30 ～ 50 克以泻肺经之火，遂愈。

其父马上按照上方用黄芩 1 两，煎汤服，李时珍喝下去，第二天身热尽退，痰嗽皆愈。以此可以证实：黄芩治疗肺经气分之热如神。

《千金翼方》中记载黄芩治淋证，即尿道炎、膀胱炎。表现为尿痛、尿不干净、尿频、炎症刺激。用黄芩 3 两或 4 两，煮水服用，可以治疗一切急慢性尿道炎、膀胱炎。

《药性赋》讲，若夫黄芩治诸热，兼主五淋。五脏六腑发热，尿淋漓涩痛，黄芩清肺火，就像天降云霓甘露，肺热下行，则诸经之气莫不服从而顺行。

肺是宰相，一人之下，万人之上。宰相行令，要下雨，一下雨，所有农作物都清凉了，整个天地都清凉了。

清热的捷径，就是炼黄芩丸。无论什么样的热，从嘴巴热一直到肛门热，都可用黄芩丸。它不像黄连容易败胃，大黄用多容易拉肚子，黄芩没有以上不良反应。

舌头痛、咽喉痛、鼻子痛、眼睛痛、嘴肿、痔疮痛，诸热红肿痛，黄芩丸都管用。

《本草纲目》记载，善观书者，必先求其理，勿泥其文。

昔有人好酒，嗜酒病发少腹绞痛不可忍，小便淋漓涩痛，诸药不效，然后李时珍偶用黄芩、木通、甘草三味煎服，遂止。从此广用于其他酒客犯尿道炎的，无不应手而愈。

黄芩清肺火，木通清三焦火，甘草导尿从小便出，众药调和。

以上三味药合用叫三清汤，上有黄芩清肺，中有木通清三焦，下有甘草导尿从小便出。

一般痢疾、腹痛用芍药，如芍药甘草汤。但肛门热，一定要用黄芩。

实在不知道用黄芩的指征，就问病人大便时肛周是否感觉灼热？热好久都凉不下来就可以用黄芩。

它的理论就是肺与大肠相表里。肺热一旺，大肠肯定上火，大肠就像烟囱筒，如果你的“机头”发热了，“排气筒”肯定也热了。所以通过司外揣内，由表知里，知道“排气筒”又红又火又烫，就可以断知它五脏如鼎沸，六腑似熏蒸。

方脉科，用黄芩来清肌退热。一切脉，皮肤滚滚发热的病人，用黄芩10克，吃了就会清凉。

疮疡科，黄芩能清经降火，用于解毒生肌。

光明科即眼科、目科，用黄芩以散热明目。眼目似云朦，白内障，眼目不清澈，浑浊者，大都身体有热；心清净的人，眼睛都很清澈。夏天，池水很浑浊，一到秋冬天，涝水静而寒潭清。时维九月，序属三秋。三秋，黄芩就是行秋令。秋令一行，则周身清澈。

用黄芩配莱菔子，最降血脂，也治痛风。

黄芩配五味子，可治肝炎，降转氨酶。

为什么呢？肝为木，木怕金，所以调动黄芩之气把肝热如火炎的，将一个火“砍”掉，肝炎就变肝热了，再用点龙胆草，把另外一个火“砍”掉，肝热就变肝气了。

用小柴胡汤可以治疗近视，就是重用黄芩。如果有虚，就重用大枣、人参；如果经常急躁者，就重用黄芩。

带下科，即妇科，用黄芩安胎调经止带。

小儿科，用黄芩来退热。小儿属于少阳，半表半里也。此为诸科半表半里之首药也。

汪昂《医方集解》里讲，黄芩汤乃万世治痢祖方。

治痢疾的祖方就是黄芩汤，十愈七八。黄芩、芍药各 12 克，甘草 3 克，大枣 3 枚。就这四味药，方为芍药甘草汤加黄芩大枣。四平八稳，服药二剂，一般身体发热痢疾者，就可以症去得安。

一般黄芩偏于退黄，如果胸闷、舌苔黄腻，就要用白蔻仁退腻。三仁汤治湿热，治热用黄芩，治湿用蔻仁。黄芩滑石汤也是治湿热的好方子。

湿热发黄，黄芩可以配茵陈、栀子。

湿热泻痢，黄芩、黄连跟木香、芍药甘草联用，效果好。

湿热小便涩痛，可用活虎丹，膀胱如活虎，黄芩配生地、木通。

疮痈肿毒，可用黄芩配天花粉、白芷、连翘。

黄芩配柴胡，专退往来寒热。往来寒的，柴胡可以表之；往来热的，黄芩可以清之。

第4讲

栀　子

栀子清胃热而如神（炒黑止血）。

栀子苦寒，归心、肺、三焦经，能泻火除烦、清热利湿、凉血解毒。

栀子能泻三焦之火。

比如说胃热口疮，因脾胃开窍于口，胃热口臭、胃热咽喉痛，都可以用栀子配连翘，这是内服。

外用能消肿止痛，治跌打损伤，瘀肿疼痛。

一味栀子散就是扭伤神方。栀子打粉，调醋或者调鸡蛋清外敷，治疗扭崴伤以后局部肿胀。

栀子气血双清，可清气分，又可清血分，所以气血鼎沸热腾者，可以用栀子，可以清血管。

栀子凉心肾，鼻衄最宜。止鼻血，栀子或竹茹都是一绝。流鼻血，可熬栀子水或者竹茹水，20克或30克，都可以。

栀子，作中药名解，栀是什么？把木字去掉是酒杯。采下栀子，倒立过来，就像一个酒杯。

中药里头，可以用来做染料的有两种，一种是青黛，染蓝色；另一种是栀子，染黄色。

青黛对于治疗咽喉痛等肝火旺效果好。

栀子对于治疗口腔痛等胃火旺效果好。

治失眠的药方：黄栀 10 克，淡豆豉 20 克，方中的黄栀就是栀子。学药，要入药房抓药，首先要对药的别名了如指掌，它为什么叫黄栀？因为它是用做黄色染料，它还可以清黄色的火，像黄芩、黄连、黄柏，都能够让黄色的火热状态转为清凉的秋天状态。

中医理论都是阴阳交转的。立春前是大寒，大暑后是立秋。暑到了极致，就转秋凉了。能够转大暑为立秋的药，有黄芩、黄柏、栀子、大黄、黄连。

如果一个人面红目赤，火气大，讲话咄咄逼人，可以来一个转大暑为立秋的方子：栀子、黄连、黄芩、黄柏。眼睛红赤就变淡了，口臭就消了，晚上翻来覆去睡不着就静了。

又来一个人，手脚没力，懒洋洋，怕冷，讲话音声低馁，做事没有激情。可以用转大寒为立春的方子：桂枝汤和小柴胡汤都可以，但小柴胡汤就转到春分去了，而桂枝汤就刚好转到立春。

二十四节气都有专属的方子。春分秋分什么？昼夜平分。小柴胡汤专治半表半里证。桂枝汤可以转寒凉肃杀为温暖融合，年老再加肾气丸，平和就加四君子汤。

《本草纲目》记载，艾叶服之，能够走三阴，而逐一切寒湿，转肃杀之气味融合，灸之，则透诸经，而除百种邪气，起沉疴之人为寿康。

艾叶的功效非常完美，它能够起沉疴之人为寿康，能够转肃杀之气为融合。那肃杀是哪个季节呢？秋。融合是哪个季节？春。艾叶就是转秋气为春气。

《伤寒论》上记载胶艾汤有艾叶。艾是一团阳火，阿胶是滋养阴液，再加四物汤，胶艾四物汤。妇女在秋天冬天吃一剂，第二年她皮肤就会很好。

《神农本草经》讲，栀子除五内邪气。五内鼎沸，感觉五脏都要气炸了，用栀子 30 克，煮水。

胃中热气，口臭，用栀子 10 克。

面赤酒渣鼻，面属于阳明经，酒渣鼻叫肺风。栀子擅长清肺胃热，所以治面赤酒渣鼻，少不了用栀子。

皮肤疥疮，大都是肌肉里热发到皮肤，栀子擅长清上中二焦之热，即肺跟胃之热也。肺热则皮肤热赤，胃热则肌肉长疮。皮下疮疡则用栀子。

栀子主消渴。有些人胃口奇大，拼命想吃东西，不知道停止，栀子就可以减少胃火。用栀子跟石膏，各 30 ～ 50 克，服下去，八顿饭就变三顿了。中医认为，淡泊欲望少，栀子就可以让人血气清淡。气血两清，两清了，就不消渴了。

《名医别录》讲，目热赤痛，心胸及大小肠大热，用栀子。肝开窍于目，肝热要通过大小肠来排出体外，大小肠堵住了，排不出，它就往头面上窜。五脏六腑有两个理论，一个叫表里学说，一个叫别通理论。肝跟大肠相别通。大肠一堵，肝就冒火。怎么办呢？清斋淡饭，清淡饮食。

《药性赋》上讲栀子其用有二：第一，疗心中懊恼，睡眠不得卧，就是心中懊恼，即使你躺下了也睡不好。《伤寒论》有个栀子豉汤，可治这种情况的失眠，效果奇好。第二，治脐下血滞，小便不得利。

打篮球跟别人相撞，小肚子撞到别人肘上，立马就肚子隐痛，小便都排不出来，怎么办？用导赤散加栀子 15 克，上午用药，下午小便就通了。为什么？栀子是跌伤药，可以利三焦，利尿又止血。

《药性歌括四百味》讲，栀子性寒，解郁除烦，吐衄胃痛，火降小便。为什么它能解郁除烦？一个人郁而烦，叫心闷，心闷就化烦。栀子像什么？像一朵花。花都有一个特点，开心解郁。

花类药既能开心解郁，又可以清热除烦的，只有栀子。玫瑰花、月季花、辛夷花，这些药都可以解郁，但是除烦的效果远不如栀子。因为烦带“火”字旁，已经闷到发火了，微火烧起来了，玫瑰花好难清热，月季花也清不了热，辛夷花更清不了热。唯独栀子花可以清热。

栀子轻飘像肺，色赤如火，所以它能清胸肺之火，治胸肺闷烦如神。

有时候，可用口头语诊断法，根据病人自发的口头禅诊断跟下药。如果他说：最近比较烦，用栀子、淡豆豉，也就是栀子豉汤。最近比较火，用三黄泻心汤。最近比较冷淡萧条，用桂枝汤。最近好郁闷，用逍遥丸、小柴胡汤。

《景岳全书》记载，栀子治疗躁烦懊恼闷热。这些都是情志之火。七情之火何药清，栀子用之效最灵。

三焦郁火，五种黄疸，七窍发热，一气流通受郁，皆可用栀子。

《本草崇原》记载，栀子春荣夏茂，凛冬不凋。

《本草思辨录》记载，加味逍遥丸，逍遥丸加丹皮、栀子，主气郁化火。

凉膈散中有栀子。栀子的别名就是凉膈，凉胸膈之烦热懊恼。

泻黄散里有栀子，泻脾火。不论是蜂蜇蚊叮，还是脾火胃火引起的嘴唇肿，用栀子 20 ～ 30 克，一服下去就会消肿，现服现效。

胸痛，用栀子、杏仁，2 ∶ 1 来配伍，研成粉末，用白酒调服，贴膻中穴。翻来覆去睡不着，还要加服两剂栀子豉汤。

《本草备要》讲，栀子最擅长将上焦心肺之邪热，通过三焦之水的流通，屈曲下行。

栀子花带弯，带弯的一般能够屈曲下行，使火热通过三焦管道排出体外。

栀子可以治“杠精”，就是很喜欢跟别人抬杠，一抬杠就尿黄、尿赤。栀子就可以清火导热从小便出，阳随阴降。

栀子可以使人体清凉长流水，让上焦心肺之源变清澈。

既能泻黄又能凉膈，这就是栀子。

朱丹溪讲，栀子大能降火，从小便而出。意思是栀子能够将火气通通归到尿中排走。

《本草纲目》讲，栀子治血证如神。无论吐血、衄血、便血、下血、淋血、损伤瘀血，总之各类血证，乃至烫火出血，皆一味栀子。

局部伤痛、肿胀，用栀子调冰片，再用麻油黏附在一起，做成烫火金疮膏，家里可常备。烫火金疮伤，孩子皮肤长热疖，家人不小心出血或者疮痈，都可以用一味栀子膏。

也可以发展成栀子紫草膏，紫草偏于清血分热，栀子偏于清气分热。两药合用气血两清，对于气血鼎沸的热证管用。

湖北有一个中医院的老中医朱志纯，治疗火气上升引起的鼻子出血，无不灵验。用栀子、生地跟麦冬三味药。只要摸下去，寸脉跳得快而有力，就用生地、麦冬跟栀子三味药，用量依病人体质而定，体质强壮的，各30克都行。小孩子用10克就好。用于治疗伤科，流鼻血，激动流血的，无不应验。对喝酒后流血，也有奇效。

为何有这个效果？老中医认为，血随气火升降，气火降则血降。所以治血必治气火。

栀子解热如神，久为世医所乐道。而止血尤为栀子特长。有一商人操劳过度，心胸满闷，呕血如泉涌。栀子止血炒黑如神。意思是栀子必须炒黑，就会止血如神。遂用栀子炒黑1两，没想到一服就不呕血，再服出血症就治愈了。

《易简方》《经验良方》都有记载，栀子止血如神，但要炒黑。没炒黑，止普通的血，炒黑了就可以止严重的出血。像胃出血，大便像柏油一样。

心胃病是比较难治的，胃痛心又烦的叫心胃病。胃不和，老是呕吐，心烦又降不下去。有没有一味止呕神药？生姜。有没有一味降胸胃之火要药？栀子。所以心胃病用栀子豉汤加生姜。《伤寒论》上的栀子生姜豉汤，专治心中烦躁又呕，晚上又睡不着觉。

治顽固痛经，这个经验老师比较少，每一方中加栀子一味，多获良效。

为何？诸痛痒疮，皆属于心。栀子能够清心胸，所以《伤寒论》讲，栀子豉汤最善治心中结痛。心中结痛，不一定是心脏痛，心主血脉，开窍于舌，舌头痛也可以用栀子，血脉所过的部位痛，都可以用栀子。

心主血脉的范围非常广，痛起来叫很大声的，可以用栀子。“哎呀，哎呀”这种呻吟声就不要用栀子了。

有些人，心有千千结，气结化火的这种痛，栀子最管用。

丹栀逍遥散又叫加味逍遥散，专解肝经火郁，心闷化热作痛。民间治疗跌打挫伤肿痛，常用生栀子末调鸡蛋清外敷，其效如神。

有位医生叫赵荣盛，他的想法太奇特了，他说痛经可以当作跌打伤来治。痛经是因血脉凝滞而引起疼痛，跌打伤也一样。跌打伤所致疼痛，可以用栀子。痛经也可以用栀子治。多年运用，每随栀子用量增加，效果就明显。

有些人为寒凝血瘀，栀子是凉性的，怎么办？用栀子加生姜跟肉桂，每用30～50克，治痛经如神。

乔某，30岁，痛经四年，进行性加剧，一旦天寒地冻，更重，每次痛经都要卧床，干不了活，影响生活，严重恶心呕吐，汗出肢冷。B超检查见鸡蛋大的巧克力囊肿，结婚三年都怀不上孩子，丈夫的精液又正常。然后先生就以少腹逐瘀汤加栀子40克，每周服三到五剂，连服五十剂以后，痛经全部消失，后顺利怀孕，顺产。这是因为瘀久必化热，热久必有瘀，少腹逐瘀汤偏于去瘀，而栀子偏于去热。

第5讲

芒 硝

芒硝通大便之燥结。

芒硝长在盐碱地，咸能软坚。

一些人有结块，建议买点海带、海藻和芒硝一起煮汤喝。对于因肝气郁结所致的坚块、痞块、瘰疬、胸肋的软结，有助于使其化掉。

芒硝是盐碱地里冒出来的结晶，像麦芒一样尖锐。硝，石、肖。肖是小月、弯月；大月是满月，叫圆。芒硝像麦芒那样尖锐，如小月亮般，带刺的，排成一列列像马牙一样，叫马牙硝。

芒硝是矿物药，如果失去结晶水，风化变为粉末，就是玄明粉，又叫风化硝，功效更强。玄色黑，入肾水，明是明亮清澈。人如果七窍冒烟冒火，可服用玄明粉能让心火交于肾水，然后变得明澈。玄明粉，可以治疗脑子稀里糊涂，讲话语无伦次的癫狂症。

有一个妇女得了癫狂，家里丢了东西，就到外面破口大骂。她家人特别害怕，赶紧带她去看医生治病。但她认为自己没病。药一到她手，就被扔掉了。

然后张锡纯就想了一招暗度陈仓之计，把芒硝融化成水放在饭里，连续服食数十日，就自觉心中明朗，不再癫狂，大便由燥结变碎软，而得清凉。后来也没有再犯过。

芒硝的功效是软坚泻下清热，咸能润下，又能软坚。

吃饭觉得有点难下咽，搞点酱油或者豆瓣酱、豆豉，饭就能吃下去了，咸能下。老年人越到后面吃的东西越咸，不咸不足以下饭，但是咸多了就伤血脉。水能克火，咸归肾，所以咸味可以伤心。

《神农本草经》记载，芒硝主百病，百种病邪皆由于寒热邪气于六腑积聚，芒硝能治结固留癖，化七十二种石。

芒硝散结力量非常强。

芒硝能通利大小便，推陈出新，这是《名医别录》上记载的。

《本草蒙筌》记录，芒硝最消痰癖。

有一种肩周炎，用发散风寒药没有好，舒筋活络药也没有好，补气养血药也养不好，原来它并不是风寒湿束缚，也不是气血亏虚，更不是经络不通，而是血脉周围很多痰浊停滞在那里。这时就要用一个名方——指迷茯苓丸。茯苓配芒硝，可以祛三焦经络中的痰浊。

痰浊在肚腹，用山楂、麦芽、神曲。

痰浊在经络，而且顽固留癖，就要芒硝配茯苓。

《本草蒙筌》中写道，芒硝洗心肝明目，涤肠胃止痛。

有个洗目神方用了芒硝。有位老年人，眼目变昏花了，目中有垢积蒙在那里，用一般的水根本洗不干净，就只有用芒硝配合黄连等凉药，煎水后趁热洗眼才可以。

《景岳全书》记载，芒硝，凡属各经实热，皆可泻之，而孕妇忌用。为什么？因为容易堕胎动胎。若非实证，虚损勿服，伤如反掌。就说不要犯虚虚之戒，他已经虚了，没力了，再用芒硝下去就是落井下石。

若盈而益之，虚而损之，通而彻之，塞而壅之，寒而冷之，热而温之，是重加其疾，而望其生，吾见其死矣！

医家最忌的就是故病未已，新病复起。

《名医类案》记载，一小儿，大便每通一次，要用十日来计。每次要通大便的时候，腹痛得满地打滚，怎么办呢？就用元明粉，跟米饮调1钱的量，才吃三五次，从此不再便秘。

只用一点芒硝，就能治好便秘。小孩子一次1钱，大人3钱，拌米汤服用。米汤是保胃气的体现，米汤喝下去，不会伤到胃。米汤属土，土有缓和之气，可以缓泻，而不会暴泻。芒硝拌开水会暴泻，拌米汤可缓泻。用米汤来送服元明粉，米汤就是它的佐药。

为什么一味香附散可以治疗二十八种病？因为它可以用二十种佐药，来佐助。

使用香附散，风热者用薄荷汤送服，风寒者用生姜汤，头痛者用清茶，血管硬结者用醋，一味香附居然可以治疗二十八种病，原因就是佐药不一样。

不要小看米汤，身体差的，胃差的，疲累的，教大家一招，用大米汤来煮黄芪或者大枣。大米汤属于土，土缓和，所以人急躁的，别急着喝白开水，喝点大米汤，可以固精华。

用大米汤送服玉屏风散，能够闭汗孔，固肌表。

汗症怎么办？大米汤送服玉屏风散，绝对是奇效的，虽不能够尽愈诸病，却也可以猛挫其病势，治其七八。

粥油滋阴之功胜熟地。大米汤有个特点：一旦久置，上面会形成一层膜，就是米之皮。我们要以皮补皮。千口一杯饮，不亚于阿胶。

古代流行吃粟米，因为粟米更细，入经络更快速。粟米是非常厉害的，生命力极其顽强。小米粥也行，粟米更厉害。北方俗称产后小米胜参汤，在我们南方广西，叫粟米胜参汤，补中的，非常养人。

小米黄的，养脾胃。粟米带点黑，黄入土，带点咖啡黄褐色，它就走得更深，入到肾去了，吃了有助于生育。

《黄河医话》讲，麻子仁丸治阴亏肠躁久久不愈的便秘，老幼皆宜。有部分病人停药后又便秘，就可以加玄明粉及麻子仁丸，或者是炼蜜为丸，那么通便以后就不容易再堵回去，就不容易复发。

《归砚录》上有个案例，偶患目赤肿痛，向来比较怕服药，怎么办？用一味芒硝泡茶，趁热熏洗眼睛，数次而愈，就好了。始知这个芒硝呢，善涤除垢浊，祛风火，消除湿热。

《珍珠囊》讲，芒硝其用有三。

一去实热。

实热怎么辨？面红目赤，脉象洪数，小便黄浊，为实热的征象。观脸色，听音声，音声粗糙粗蛮，面红目赤，音声粗蛮，舌苔黄腻，脉象洪数，小便赤热，这些都是实热证。只要出现这些症状，都可以用芒硝。

芒硝把像双刃剑，实热证用芒硝，癌症都退避三尺，但是虚寒证用芒硝会出医疗事故的。

二涤除肠中宿垢。

三破坚积热块。

《伤寒论》里有一个方子专门治疗妇人月经要来，突然碰到冷水，又延后，造成的瘀血结块。每个月都这样积，积一两个月，就觉得有点烦躁、失眠、没胃口，积到半年以后，突然间某一天就发狂了。用什么方呢？桃核承气汤，里面药用桃仁配合芒硝。狂一般在血分，芒硝可以散血结。它能化七十二种石，更何况是肌瘤、血瘀。

桂枝茯苓丸，再加一点点芒硝，就可以消融肌瘤。

《中医杂志》记载，有一位名医，在临证中用芒硝用得淋漓尽致，专治瘿瘤瘰疬，取得满意效果。

他认为芒硝可以软化体内各种瘿瘤。一般软化瘿用是5～10克，经辨证加药，服药五到十剂，可以明显感觉硬硬的脖子变松软了。

长期嗔恨导致脖子周围长硬结、瘤结，怎么办？芒硝一次用5～10克，拌在粥油里天天喝，每天喝一两次，大概三到五天，大便以微溏为度。大便一旦变成烂泥，上面脖子瘰疬结块就开始松软了。对付最难治的老觉得咽喉有个块，怀疑长东西的病症加服半夏厚朴汤效果佳。

破团块，一个可以从思维上破，一个可以从药物上破。普通的思则气结，可以用逍遥散，严重的思则板结，要逍遥散加芒硝。如果说逍遥散是“鸡毛掸子”，那芒硝加进去，就是“钢刷”。

普通的郁闷，最近好烦，用加味逍遥散、丹栀逍遥散，或者解郁的越鞠保和丸，都可以；但是已经肝气板结了，血管僵硬，适当用点芒硝散 3 ～ 5 克，可软化血管。

一般用芒硝，5 ～ 10 克，治疗肌瘤癥瘕，服后大便微溏，都不会有剧烈腹泻。

有一病人，一年前颈部有一串肿块黄豆粒大小，按下去就痛，一年后居然增大到 4cm × 4cm，鸡蛋大小，医生诊断甲状腺瘤。该病人还怕做手术，就用常规的软坚散结汤方，吃了一个月药，这个瘤居然只小了 1cm 而已。然后在原方里加芒硝 10 克，二剂药，肿块就消了小一半，五剂药，瘤全部消失。

芒硝还能利小便。

《续名医类案》记载，有一病人小便不通，平时胃又不好，治疗很麻烦，给他吃下利的药，他马上就胃下垂，怎么办呢？医生就想到暗度陈仓之计，用龙眼肉包芒硝粉。像现在做的胶囊，糖衣炮弹“偷渡”到胃，到肠就溶解开来了，经过涤荡，这小便就通了。

龙眼肉包玄明粉，用米粥送服，治疗胃寒，小便又不通。

想要化肝胆结石，可用芒硝配金钱草、海金沙、鸡内金、郁金。

想要化肿毒、痈疮，用芒硝配朱砂，朱砂擅长消肿。

想要治大便不通，阳明腑实证，芒硝要配大黄、枳实、厚朴。大黄推陈出新力量大。芒硝可使大便变软，因为它软坚散结。枳实、厚朴是气药，专门排气的。

有些人大便硬如羊屎拉不出，芒硝一下去就碎了，所以芒硝别名“碎大便”。

第6讲

大　黄

大黄乃荡涤之将军。

大黄是将军，说明它本领高强。将军有个特点是果断，所以大黄排毒非常果断。

黄连、黄芩、黄柏，偶尔不够果断，但是大黄就非常爽快果断。“荡涤”两个字最有味道，肠一旦得到它，就会荡起秋千来。

荡涤，荡就是荡秋千，涤就是洗衣机效应，荡秋千现象，加洗衣机反应，就是大黄的功效。

乱世之将军，大黄也。攻克这些疑难癌瘤，几乎没有不想到大黄的，就像平定叛乱，没有不想到将军的。

治世之良臣是什么？人参也。

这人参是治世之良臣，它可以补五脏，安精神，定魂魄。

乱世之将军，大黄。

讲一个案例，一病人，大便十五天未下，饭吃不下，人躺在床上，翻动不了，脚肿。医生都摇头说没办法了。然后一个草医过来看，说小大不利，当治其标。意思是小便大便都不利索时，先要通大小便，其他的都是第二位。

用方为大黄附子汤：大黄 20 克，附子 30 克，细辛 10 克。

为什么用这个方呢？他说，病人堵得厉害，已经虚成那样了，用大黄下去，通不了。附子可以加强肠动力，可以让肠容积变大。附子、细辛为大热之药，而大黄能够让这些积滞荡涤下去，光用大黄这将军，没有足够的粮草去战，孤军奋战越战越累。

附子温经，有很多能量，就是“粮草”，大黄就是“刀兵”，寒温并用，一涤荡，病人吃完药，很快就拉出来大量大便，并且奇臭无比。

大便拉出来后，就想喝粥了。粥饮一下去，浆粥养胃，养一周就好过来了。

其他医生也知道用大黄泻法，但泻不下，是因为没加附子，大黄叫寒将军，附子叫热将军，两个要配在一起。

附子能逐十二经，大肠能通五脏六腑，十二经之水，五脏六腑之积，一旦碰到大黄、附子，寒温并用，荡涤推陈，结果陈莝去，则肠胃洁，癥瘕尽，而营卫昌，不补之中有大补存焉。所以这个大黄是可以救命的。

一种俗话叫“人参杀人无罪，大黄救人无功”。

大黄看起来好丑，又便宜，它救了好多人，但是好少人会说大黄是大功臣。

倒是人参呢，吃得上火了，都不舍得丢掉。只因为它贵。

所以说，中药最能够诠释，不选贵的，只选对的。

辨证论治就是这句话的精髓延伸。

一般正品大黄，大都产在中国的西部，如甘肃、青藏高原等地，根茎粗大，颜色很深，呈黄褐色，叫大黄，黄属于土，大通大肠。

大黄其实就是通大肠，通这个“土”。

新鲜的大黄切开来，有像丝绸一样的花纹，叫锦纹大黄，带着这个锦纹的，好像锦上添花一样，非常漂亮。

古方记载的“锦纹”，便是大黄。

大黄苦寒，主泻下攻积，入脾、胃、大肠、肝、心包经，所以肝、胆、脾检查出来有东西堵塞，就适合用大黄。

如果是虚证，要配干姜、附子；如果是实证，就用大黄配芒硝。

虚实夹杂证，大黄配治疗郁证的逍遥散，即逍遥大黄汤；还可以配逍遥小柴胡汤，就是大柴胡汤，大柴胡汤专门治疗中焦肝胆脾出现的痞块、硬结，不管是B超检查出来的结石、息肉，还是毛糙、痰饮、积液，只要在中上部，就可以用小柴胡汤加减化裁，加了大黄，就是集疏肝跟通肠为一体。

大黄很厉害，将军一般不太会拐弯的。有敌人，他就一直冲过去，有树挡住怎么办？把树砍了。逢山开路，遇水搭桥。

大柴胡汤厉害之处在于什么？有柴胡旋转气机，有大黄推陈出新。《神农本草经》写到推陈出新的有两味药，就是大黄跟柴胡。

柴胡推陈出新，是怎么推的？向上，像竹笋一样。

大黄呢？向下，像拍掉衣服上的灰尘。

两个一配合，上下推陈出新，升清降浊。所以大柴胡汤用得好，治天下疑难包块、郁结硬痞证。

只要擅长运用，小儿食积，老人包块，中年肝脏病，妇女的乳腺痞块，通通可以用柴胡大黄这组妙对。

大柴胡汤的验案：一名胰腺水肿的病人，喝水都呕吐，大便排出不来。大柴胡汤一剂服下去，大便通畅，水湿排出来，病情就好转了。

又一例阑尾炎的病人急性发作，大柴胡汤一喝下去，排出很多大便，然后就不痛了，病情好转了。

大黄可以清热泻火，可以凉血解毒，可以逐瘀通经，可以泻下攻积，功效太强了，历代医家没有不对大黄高度重视的，把它与人参、附子、熟地，配在一起，号称药中四大金刚，又称药中四维。

大黄有生用跟炮制之分，一般要泻大便的时候，要后下，就是水快煮开了，丢下去，煮三分钟就可以喝了，或者开水泡服。

治疗牙痛奇方：大黄、薄荷、生麻黄，还有甘草。通过麻黄开肺盖，薄荷疏肝郁，两个一解，太阳跟厥阴、少阳都解开来。再通过大黄、甘草泻胃火。

这个药方不能煮，以上四味药各10克左右，放到罐里，就像泡方便面一样加开水，盖子一盖，十分钟以后，慢慢喝，牙痛就好了。

大黄活血化瘀时一般用酒制大黄，因为酒能行气活血。若要止血，则要炒焦，用焦大黄。

有些病人咳血，或者崩漏，用大黄炭，再煮水，止血效果特别好。

我当时跟一位名医学习时发现，他十人九用大黄。

我问他："怎么用得这么频繁？"

他说："不能乱用，大黄小剂量，3～5克的用，就是健脾胃。"这是对剂量的拿捏。

《神农本草经》讲，大黄能够通利水谷，那不就是健胃吗？调中化食，那不是安脾吗？但是它又可以荡涤肠胃，破癥瘕积聚，为什么？用量大。

小剂量为补药为良药，偶尔上火，少量吃点凉拌菜，或者少量吃点水果，细嚼慢咽，可以退火清上焦。发现多吃两个，肚子就凉了，大便就溏了，这是吃过量了。

有时候，真的不是食物不行，是对剂量的拿捏不够神，如果记得老师讲的对剂量的拿捏，任何药在你手中都是神药，包括半夏、天南星、附子之类的虎狼猛药，如果能掌控好剂量，你就是将军。

《名医别录》中记载，大黄能够治疗女子寒血、闭胀、劳血留结，即子宫肌瘤。

所以桂枝茯苓丸加大黄、芒硝，可以消除子宫肌瘤。

《日华子本草》讲，大黄通治一切疮痈肿毒。

老师跟你们讲，疮痈肿毒神方，就是一味大黄熬制的膏，即跌伤妙膏。骨伤、跌伤、疮痈，敷下去就好了。

有个军医治疗崴脚扭伤，有世代家传美方。栀子、大黄、连翘、乳香、没药五味药，号称治疮痈五虎将。

这里用大黄是治疗疮痈的。

大黄还可以攻留饮宿食，所以保和丸里头加点大黄，可以消小孩子食积，起到开胃的作用。

所以小剂量地用大黄叫开胃丸。

《药性赋》讲，通秘结，导瘀血，必资大黄。

跌打损伤的方里，一开方就是大黄，因为通秘结，导瘀血。打架，眼睛变成熊猫眼了，黑黑的，用大黄四物汤。四物汤就是让血管活跃，大黄可以让血管的瘀血散去。

如果会用桃红四物汤加桂枝汤，再加3～5克大黄，你就会成为妇女之友。脸上长斑，面上生皱，可以吃，吃完皱纹就会变顺，斑就会变淡。阳明经是主头面的，大黄通阳明，阳明肠干净了，面不就干净了？四物汤又活血，而且心其华在面，心又泵血，很多心血泵到面上来，浊垢又导下去。总之言之，无限的美誉不足以形容此方，用四个字概括——不可思议。

一病人肛门火辣辣地痛，刚坐在凳子上，等一下又要去拉，厕所一蹲，只拉出来一点点，里急后重，遍访名医治而不效，人已经垂垂欲危。

然后一草医，善切脉，发现关、尺脉有郁结，断他下焦有堵，这种拉肚子是肠道不干净，不是虚。

至虚有盛候，大实有羸状。

看起来很壮实的，居然是外强中干，里面是虚的。

看起来好虚的，想不到他体内有东西。

现在病人床都下不了，医生用大黄7两，好猛，通因通用，就五剂药，痊愈。顿起沉疴，随即胃口大开，能跑能走，死里回生。

这一案例是《续名医类案》上记载的。

朱丹溪用大黄治眩晕，那真是绝活。

眩晕一晕起来，则晕头转向，咳很多痰出来，而且脾气很暴躁，声音很粗鲁，粗鲁就是有痰，脾气暴躁，暴就是火，眩晕者皆属于肝，痰火亢，大黄安。

有一位病人头晕目眩，老治不好。用补肾、化痰、通颈椎、发汗都治不好，天天就好像坐在车里一样晕，没办法干活。

朱丹溪说，一味大黄，酒炒三遍，打成粉末，名曰一味大黄散，用清茶调服，每次1～2钱，即3～6克。

药吃了一天，不晕了，吃了十余天，就生龙活虎。

有位眩晕病病人过来看病，老师就用了这个通秘结的药。他吃了以后就好转了。

为什么呢？因为我切他的脉实，亢盛的，寸脉上越。

大黄还可以清热化滞。

有一位富翁晚上老是咳，咳大量痰，而且气喘吁吁，上气不接下气，所有医生都认为是虚。用最好的野山参，结果越吃越喘。医生说，可能是剂量不够，应该再补。结果越补越虚，反正就是喘，痰都壅滞了，都弥漫在心胸了。

他请到了徐小虎，徐医生善治儿科，也善治壮年科的疾病。他一看，面色红赤，手上按脉下去，有力搏指，这哪是虚证呢？分明就是实证，所谓的喘是假喘。

脉象不会说谎，脉有力，是实，不能偷懒不干活；而脉微细欲寐的，是虚，可以去休息了。

徐小虎用了大黄半斤，煮水，分多次服用，富翁一看大黄，既害怕又恐惧。

结果服完药后，肠通腑畅，痰去喘平。

众医不效，先生何以一味大黄建奇功，有何秘密？

徐医生笑而答曰，君素来喜食膏粱厚味，壅塞肠胃，再加补药助益痰火，上扰胸膈，现用大黄清热下火，解毒降浊，药力单用，专行攻猛，疏通沟渠，清理污秽，何秘之有，推陈出新，自然为补。

徐灵胎的《洄溪医案》记载，淮安大商，杨秀文，年七十四，感冒以后呢，吃不下饭。

医生说，病人年高肯定是虚弱，非补不能纳食，给他一补，富翁一看到饭就要呕。

从此呢，饭也吃不下，觉也睡不下，唯以参汤续命。

徐灵胎来了，开了方，一看是生大黄，富翁听了都害怕，说他已经 74 岁，虚成这样，还用生大黄，不是要人命吗？

然后大家都说要好好商量。然后药物煎成了，这徐灵胎很厉害，到病床里头，把病人一抱起来，强灌他，因为他知道，这是实证，不怕对他粗鲁，虚证就不要对他粗鲁了。

旁人皆惶恐无措。结果呢，病人也没有泻肚子，就胃气一降说要睡觉。一躺下去，就睡着了，呼呼大睡，醒来后身体很精神，想要出去走走。

然后次日再服一剂，只排下宿积少许。因为他长期没吃饭，只排下少许，就觉得很舒服。

第三天，徐灵胎在看书，突然间听到门外有敲门声音，门外有人在喧哗。然后听那个仆人说，老太爷在堂中扫地，没事了。说老太爷准备亲自把地扫好，请先生出来。

所以徐灵胎就总结，伤食误食，人所共知，去宿食而食自尽，老少同法，今之医以老人停食而不可用泻法、消法，只能补中益气，这是助纣为虐，加重病疾，此等乱道之术，世人反奉为金箴，误人不知其几也。余得之，必须弘扬，指出这个现象。

千年前张仲景这样用大黄，千年后我们还是这样用。

亘古不变的药，亘古不变的医理，亘古不变的疗效。学中医就是以常达变的学习体系。

《中药趣话》上有个案例，巧用大黄，以清为补。

上海三友实业社的一个大老板，他有一个想法，针对大众的劳累亏虚，研发一款补药。于是他就号召了一大批医生集结在一起，邀请上海中医界知名医士求其献方。

众医所献的方呢，大都是人参、白术、茯苓这些，大同小异，都是健脾胃或者补腰肾的药，没什么特殊的。

偶有一方呢，另辟蹊径，与众不同，只用生大黄一味。

老板听后，非常地惊奇，请这个献方者来解释。

老板一听完献方者的解释后，大喜，马上说，就按照这个方子来生产三友补丸，一生产出来，放到市场后，既畅销，效果又好。

什么原因呢？是用了小剂量的大黄，以通为补。

所以当大家吃一些补益药，老补不进去时，你换一种思路，用小剂量 3 ～ 5 克的大黄，吃完以后，荡涤肠胃，纳食得香。

所以服用三友补丸，都有一个特点，就是肠道排空能力加强，胃口变好，睡眠变香。

这便是大黄调中化食、安和五脏之功。

《神农本草经》记载，常人以为大黄下瘀血，可以除癫狂烦热，可以破癥瘕积聚，但用普通剂量的 8 ～ 10 克没效果，得用大剂量。大剂量可以达到猛去沉疴的效果；中剂量可以去留饮宿食，荡涤肠胃，推陈出新；小剂量可以通利水谷，调中化食，安和五脏。

所以《神农本草经》讲，大黄的这么多功用，以通过不同剂量来取效。

无独有偶，江西有一位名医，善出售单味大黄制成的通补丸，民间还有一位走方郎中，以专卖大补膏而出名。

章次公的医案里提到大黄治西医学的脑膜炎。仲景阳明病篇写道，目中不了了，眼睛不和，宜急下之，大承气汤主之。

所以有些人发生双目上吊，眼珠暴突，或者发热以后目神发呆，用大黄可以祛这种实热积滞。

大黄配黄连、黄芩，叫三黄泻心汤，专门泻火凉血，可以化解服用补药所致的上火。

有一名病人吃了参茸丸以后，眼珠胀痛，第二天晚上眼睛里都是血丝，微血管破裂出血。

不要紧，用大黄、黄连、黄芩三味药，各5克，放在水里一泡，10分钟以后，慢慢品，眼中红肿热痛，微细血管出血，就消退了。

所以老师认为三黄泻心汤，小剂量地用，可以防止脑出血，这三味药是非常厉害的。如果严重上火，就这三味药，不需要煎，5～10克，身体壮实一点用10克，放在杯里泡水就可以。

发热上火以后，无论是角膜炎、针眼、中耳炎、牙龈肿痛、扁桃体发炎，还是吃了方便面，觉得咽喉沙哑疼痛，总之，都是一剂药就可以治好。

火曰炎上，大黄、黄连、黄芩三味药，把君火、相火一起都清了，脏火、伏火全都清了，胸中浊阴、腹中浊阴，全都降了，顶上的火气、脚下的火气，全都撤了。

如果碰到大便秘结，可用大黄配芒硝。

如果碰到寒秘、冷秘，用大黄要配附子。

如果碰到湿热黄疸，用茵陈蒿汤加大黄。

如果碰到尿涩痛的淋证，要加车前子利小便，加大黄利大便，胱肠并利。

如果碰到月经闭塞不通，用复原活血汤，首用大黄，既可以治疗跌打伤，也可以治疗血闭在子宫。跌打伤的药一般都可以用于经闭，经闭就是血瘀，是病在血分。

治疗肠痈阑尾炎，用大黄配桃仁、牡丹皮，称大黄牡丹皮汤，活血加泻下。因为肠痈就是一团瘀血化脓，痰饮在肠里。

治肠燥津枯的便秘，用麻子仁丸。麻子仁丸组成是什么？二仁一勺小承气。白芍、麻子仁、杏仁。小承气即大黄、枳实、厚朴。麻子仁丸对于治疗老年人便秘是非常管用的。

高热，神昏烦躁，一般单用大黄，也可以配上石膏。石膏一般清阳明经热，大黄清阳明腑热。

胃以上炽热的，一般用石膏；胃以下堵结的，用大黄。

妇女产后瘀血堵在少腹部，疼痛不可忍，用大黄配桃仁、桂枝，即桃核承气汤。

大黄能攻能守，善补善泻，有双向调节作用，运乎之妙，全在剂量。

量大则泻，量中则通，量小则补。

生用则降，酒制则升。

临床辨而用之，勿轻视一味大黄，具有补泻双功。

第7讲

犀角、牛黄

犀角解乎心热。

犀牛常年生活在清凉的沼泽地里，所以性是凉的，像莲藕一样陷到淤泥里，所以莲藕可以凉血，也可以解毒。

犀角凉血解毒更厉害，为什么它更厉害？因为它是从犀牛脑门顶上突出来，通心脑，所以犀角解心热，而且犀角还是尖的，藕节没那么尖，所以藕节一般清血脉热，犀角呢，它可以借这个尖尖的力量，清到心尖的热。如果心尖、脑尖上面发高热，脑膜炎，小孩高热不退，就用犀角。

二十年前，犀角还不是太贵，五经富有好多人家里都有备，孩子一旦发热，赶紧到比较富有且存有犀角的邻居家，就用那个锉，锉出一点粉末来，用水一泡，孩子喝下去，高热就退了。

现在犀角禁用了，一般用水牛角代替。水牛也常年生活在水中，也是哺乳动物，但是它的凉利为什么不如犀角？

因为水牛角是两个的，这个心呢，分到两处去了，犀角是积在一处的，所以犀牛更专注，更聚精会神，水牛分心两处的话，就没那么厉害了。

犀角一般长在鼻额上面，鼻额属于哪条经络所管？阳明经，所以它最清阳明热火，阳明实热。

六经实热，总清阳明。

也就是说，犀角这味药，六经的实热都可以用。水牛角长在两侧，两侧属于什么经？少阳经。少阳就是小阳，小热用水牛角就可以。

大热的话，还是阳明中间热的话，用犀角效果更好。

《本草衍义》讲，犀角尖，效果最好，以磨糊为佳。

就像磨墨一样，它就像这个墨汁一样研磨出来，如果放在汤散里头，要打成碎屑。

《四川中药志》记载，凡风热头痛，喉头红肿，小儿惊风或者吐血，用一味犀角。

你看这个风热头痛不已，觉得脑袋里头好热，用水牛角就可以。

喉头红肿，喉风散里头，只要放一点点麝香、冰片或者犀角进去，神验。主要是用于小孩子发热以后，惊风抽搐，甚至咳吐血。

《陆川本草》记载，小孩子高热不退，烧到40℃，用水牛角研成细末，每次10克，每天服用三次，高热即退。

高热，高热甚至严重到昏迷的，都可以用。若高热伴抽搐，一般用羚羊角，为什么？羚角解什么？解的是肝，犀角解的是心。一个是清肺肝，一个是清心热，肝主筋，所以肝主抽，抽动的话就要解肝；心主神志，所以神迷的就要用犀角。就是一热热得都神昏迷糊了，用犀角。如果热得都抽了，用羚羊角。但是两个药几乎可以通用，都很厉害。

孩子高热以后，手发生抽搐，赶紧到药店里买羚羊角粉，喝完就不抽了。

小孩子喝奶喝不下去，咽喉好像老有东西堵住，用水牛角烧灰，服用1钱，如果小儿不能服药，就取这个灰涂在乳头上，小孩子吸乳的时候，就会吸到，然后通过咽喉，他这个阻塞就会化掉。

犀角地黄汤专治重症肝炎、尿毒症、败血症、皮肤紫癜出血、血热妄行的病症，非常好用。老师曾经用犀角地黄汤治疗过严重的红疹皮肤病，表现为皮下出大量的出血点，当时我想试效，但犀角抓不到，就用水牛角30克，配生地、芍药、丹皮，药一吃下去，这个红疹全部退掉，非常管用。

因为生地、赤芍、丹皮都是凉血的，犀角更凉血，所有凉血的药汇聚在一起，那么出血之血热妄行证就止住了。

犀角有太多神验之处，大家要多去看古籍，见病不能治，皆因少读书，要多读古籍。

犀角止热痒之功非常厉害，诸痛痒疮，皆属于心。有些人痒的时候像钻心一样，不要紧，这个犀角就可以进去，就可以清心，所以它是一味清凉散。

牛黄定其胆惊。

牛黄是什么？水牛或者黄牛得了胆囊炎，老死或者病死以后胆囊里面的结石。

《本草崇原》讲，牛黄，牛胆之精华也，犹如狗宝蚌珠，皆是受日月精华久炼而成。

《神农本草经》记载，牛黄可以治惊痫狂抽，为什么？因为牛黄定其胆惊。

肝胆为风木，木最擅长抽芽，所以抽动太过了，就用牛黄。

《名医别录》记载，牛黄主大人癫狂，小儿热百病。

小孩子因热而导致百病，大人因为想不开而产生癫狂，都可以用牛黄。

《日华子本草》讲，牛黄能够疗中风失音。

如果说话都讲不出来，中风了，痰堵在咽喉和心脏中，就用牛黄，牛黄可以清心。

牛黄最厉害的，就是可以止天行时疫。

什么叫天行时疫？就是指流行性传染热病、脑膜炎、禽流感、风热感冒、红眼病、大头瘟、腮腺炎等流行性疾病，一下子就红肿热痛的，可以用牛黄。

为什么？五脏六腑五行中哪个走得最快？是风木，所以肝胆是最快的，不然它就不可能成为一年的春季，独领一年之首，所以只需要降伏肝胆之火，那么人就不会抽风，也不会燥热。而牛黄就是专门降伏肝胆火的。

所以流行性时疫，一般是肝胆火旺的人容易得。可能是肝胆有热，再碰上流感，就被激发了。如果肝胆平和的人，就不容易被激发。

小孩子胎热，身体发黄，用牛黄豆大点儿量就好了，加蜜调成膏，用乳汁化开，滴到小孩嘴巴里头，黄疸就会退掉。

新生儿黄疸如果用普通的退黄药退不了，就要想到牛黄，加蜜和乳汁调好了，滴到嘴巴里，小儿只要能够咽下一点，身上的黄疸都会退掉。

《外台秘要》讲牛黄的奇效，治小儿口噤，小孩子七日口噤都讲不出话来，用牛黄打成粉末，跟淡竹沥一起灌服，就可以开他的嘴巴。

《广利方》记载，惊痫受惊以后，癫痫抽搐，咬舌头，昏迷，双目往上吊，这些因肝风动摇所引起的，都可以用牛黄。

牛黄定其胆惊。可以让这个受惊的肝胆安定下来。

用牛黄一豆许，一豆许是多少？就是一个黄豆粒大小，然后研细粉，跟蜜调敷在一起，就可以治疗癫痫。

《中国中医药报》记载，有一男子，35岁，下岗工人，下岗以后非常不安，思想矛盾，心情起伏不已，甚至开始打人毁物，狂躁不安，他觉得自己为这个单位拼死拼活，为什么会下岗？他想不开。舌红，苔黄腻，脉滑数。医生强行捆绑他，诊断为精神分裂症，中医诊断为狂病痰火扰心证，前面治疗不建功，后来用安宫牛黄丸泻火涤痰，口服，一天一次，一次一丸，然后再用温胆汤来加减。

因为安宫牛黄丸很贵，所以用温胆汤辅助。也可以不用温胆汤，一天用两粒安宫牛黄丸。但是要为病人省钱，就开个温胆汤给他，连服三天，语言错乱现象减轻，精神转佳，再服用一周，诸症悉除，随访半年，不再复发，心平气静。

《素问·至真要大论》讲到，诸燥狂越，皆属于火。

各种狂越之象，就是火，木能生火，所以你要么清心，要么清肝，清肝则效果更好，因为肝乃心之母也。

木能生火，如果一下子将你的木给撤掉了，锅里还会鼎沸吗？所以温胆汤或者牛黄清心丸一吃下去，这个癫狂躁扰就平了。

如果家里经济不允许服用安宫牛黄丸，就用牛黄清心丸，或者牛黄上清丸、黄连上清丸都可以，然后再配温胆汤。一个清心肝，一个清胆胃。

温胆汤里有枳实、竹茹降胆，有二陈汤降胃，胃降则诸经不敢不降，胆降则心火自降，至此五脏之火都降了。

邓铁涛邓老讲他对于出现昏迷、吞咽反射消失的危重病人，往往采取点舌头的方法，因为心开窍于舌，点舌之法就是用紫雪丹、安宫牛黄丸，或者苏合香丸，或者含有冰片、牛黄、麝香的丸散药，放在舌头上使其吸收，对于重症昏迷，吞咽反射消失的病人，能起到醒脑开窍、恢复吞咽之效。

所以将药丸水溶以后，用棉签蘸了点舌头，不停地点，等它干了再点，再干了再点，不要怕麻烦，使药丸药汁铺满舌面并慢慢地渗进去。

有一例严重昏迷、一氧化碳中毒的病人，西医按常规方法抢救一昼夜，可病情还是恶化，高热神昏抽搐，两目上吊，瞳仁都快要散乱了，看着就要没救了。

怎么办？最后一招，急用安宫牛黄丸一枚，冷开水十毫升化开，像磨墨一样，化开以后让家属不断地点到病人舌头上去。

因为是在医院里，还可以用大黄煎水，融化紫金锭，灌到肠里头。

三天内，安宫牛黄丸用掉五丸，灌肠六次，病人体温下降，痰涎减少，一氧化碳中毒就恢复了，心电监护也解除了。

我有一个师弟，他母亲最擅长治疗口腔溃疡、咽喉肿烂，十里八乡口腔溃疡、咽喉肿痛的人，都要找她，别人治不好的找她，她都能治好。

医院知道了，花十万块钱买她的方子，他妈妈不卖。她儿子跟我讲她的方子里有两味药，哪两味药？牛黄跟珍珠，这两味药，已经能够治好一半了。

古籍记载，治咽喉溃烂肿烂，用牛黄跟珍珠研成粉末，吹到喉咙里，拿个吸管吹进去，咽喉肿烂就会修复，号称珠黄散，珠就是珍珠，黄就是牛黄。

还有乳癌、痈肿、瘰疬，总之就是走窜的，毒热流行的，都可以用犀黄丸，这是上等的药丸。如果肿瘤发热了，以后要爆发的，就用犀黄丸。

普通的咽喉肿痛，生气后上火，肝气郁结，口舌生疮，就用牛黄解毒丸。严重的，已经热极生风，动火神昏的，就必须要安宫牛黄丸。

第8讲

连 翘

连翘泻六经之火。

连翘，可清热解毒、疏散肿结，还能利尿。

上面的热，面红目赤；中间的肿，牙龈肿痛、瘰疬、恶疮；下面的热，小便黄赤，一味连翘都可以治。

连翘泻六经之火，这个范围太广了，但是它以清心火为主，将连翘打开来，看起来像心脏一样。

连翘善入心经，诸痛痒疮，皆属于心，所以它能通心脉，开心结。因为这些疮都属于心，因此连翘素有“疮家圣药”之称，乃热入心包常用药。

有一个治疗温热感冒的第一方叫什么？银翘散。金银花跟连翘就可以治风热感冒。

张锡纯有一次得了风热感冒，咽喉痛，怎么办呢？连翘重用到30～50克煎水，吃一次就好了。

他认为连翘可以泻六经之火，风温郁在经络，一味连翘即可。

因为温热病，最容易热入心包，所以连翘可以防止热入心包，如果最近觉得比较烦热，可以用一味连翘煮水喝。

《神农本草经》讲，连翘治风热感冒，畏寒发热；又治瘰疬、痈肿、恶疮、瘿瘤；还治小便尿赤，结热蛊毒，这些阻结的热，它都可以散。

《珍珠囊》讲，连翘之用有三。一泻心经客热，面红目赤；二泻上焦诸热，如口舌生疮、咽喉肿痛；三乃疮家圣药，背疮、腿疮、膝疮、腹疮、面疮，总之带疮的，用连翘，几乎万无一失。

《本草衍义》讲，连翘治心经客热最胜，尤宜小儿。

小孩子，肝常有余，肝一有余了，木就生什么？生火，所以显得燥，适当地喝点连翘水，就可以治小儿多动，为什么呢？因心经客热最胜。

《本草纲目》讲，连翘状似人心，两片合成。

连翘像人心一样，由两片合成。

凡诸痛痒疮，皆属于心火，故连翘乃十二经疮家圣药。

什么意思？就是说疮长在十二经任何一个部位，连翘都可以治。

原因是什么？心为五脏六腑之大主，十二经络、奇经八脉之宗主，所以心火一清，十二经之热皆退。

人从小时候长青春痘、小疮，到成人上火、口腔溃疡，再到老了长褥疮。

这疮如果由上往下长，就知道这个人的体能在衰退了，一个人的青春痘长在额头上，后来长到两颊了，退一点，长到下巴上了，再退一点，长到脖子上去了，说明这人的阳气减少了，湿气加重，所以疮就往下走。

《伤寒论》上有一个名方叫麻黄连翘赤小豆汤，是治疗这个瘀热发黄的，它既能够解表，又可以清热，还可以利尿。

在银翘散里头重用连翘，它可以发散风热，可以发汗。空壳叫翘，像花生壳一样，壳一般浮于表，善发汗。莲子心一般入里，善清心，所以上可以发汗，中可以清热散结，下可以利尿利水。

所以只要感冒以后，尿是黄的，就可以用连翘；尿是清的，就要用桂枝汤了。

有一种黄褐斑，必须要用麻黄连翘赤小豆汤，就是人年老体衰，人老珠黄，即眼珠发黄、面发黄，黄褐斑一片又一片，像火烧云一样。

麻黄主皮毛，连翘主心，赤小豆又可以色赤入心，使心其华在面，下可以走水道。

我们中医药大学有一位治痤疮的高手，方子都是麻黄连翘赤小豆汤加减。

张仲景是用麻黄连翘赤小豆汤治疗黄疸身体发黄的，怎么用它来治痤疮呢？你看这个痤疮挤出来，是什么颜色？黄白黄白的，黄浊脓液不是黄的吗？所以可以用这些治黄疸的方子，去治这个黄色的痤疮。

张锡纯总结，在历代诸家本草里头，很少讲连翘发汗解表，用其治外感风热，必用至1两才能发汗，其发汗之力柔和，又很绵长。

所以记住，连翘用半两去热，用1两可发汗。

张锡纯讲，连翘善理肝气，能疏肝气之郁，又能平扫肝气之盛。

有一老妇，年过七旬，手臂肿痛数年不愈，其脉弦硬有力，用其他治疗痹痛的汤方，比如茯苓丸、羌活胜湿汤，发现疗效都不好。于是在清热消肿的方中，每剂加连翘4钱，不到十日肿就痊愈了。

其家人过来反馈说，她从前性格易怒、焦躁，自从服此药后，不单疮去痛除，也不再易怒焦躁了。

张锡纯就感慨地说，由是观之，连翘可为疏肝气、理脾气之要药也。

所以把连翘放到逍遥散里头，降服脾气之功更大，大家看丹栀逍遥散，牡丹皮、栀子，再加连翘，能疏肝解郁，治疗肝郁化火所生痈肿和肝气郁结所长包块。

《药性歌括四百味》讲，连翘苦寒，能消痈毒，气聚血凝，温热堪逐。

连翘可以消痈毒，痈毒大都是气聚血凝的产物，聚凝久了就会温烫，产生热，发痈毒。

刘渡舟老先生的医案：有一男子20岁，通身上下起红疹，奇痒难耐，用手搔之，则一条条血痕高出皮面，遍尝诸药无效。

小便既短又赤，大便还排不干净。

脉再一切，此病例为肝郁化火，用麻黄连翘赤小豆汤原方，麻黄9克，连翘9克，杏仁9克，桑白皮9克，赤小豆30克，生姜12克，大枣7枚，炙甘草3克。仅服两剂，汗出而疮疹退。

凡皮肤瘙痒症，但见脉浮苔黄腻，或者小便赤者，即可用此方。

尿如果是清长的，就要用桂枝汤加玉屏风散。

所以《本草蒙筌》记载，连翘为疮科号圣丹，血证必为使。

郑某，男，30岁，身体素来壮实，居然得了慢性腹泻，两年多来，每天都是三到五次，拉得人都体虚没力，肛门下坠，一吃点油腻辛辣的，马上腹泻就加重。

医生问他觉得怎么样？他说口都觉得有点苦苦的。苦乃肝胆火味。

小便呢？小便黄的。黄乃热盛下移。

一切脉，滑数脉。

西方医学诊断为慢性结肠炎。

中医用荆芥连翘汤治疗，换四次方，仅一个月，腹泻痊愈。

病了两年，用了一个月把它治好，方子就是荆芥连翘汤。

肠炎就是肠子里发炎，发炎了在那里不肯“走”，郁久了，所以连翘可以解郁，可以消炎。

生姜，寒呕圣药。

连翘，热呕圣药。

有人吃了煎炸烧烤后呕吐的，这是偶然呕吐，一般用连翘；如果是经常性呕吐，属于胃寒，用生姜。

某孩子2岁，突然患惊风，吃进乳汁后，就吐出来。大家的医术都用到极处了，都没有治好。有一位医生另辟蹊径，用连翘汤调服，一剂就好了。

保和丸中加连翘也是取它清热止呕之效。所以如果最近看到食物不想吃，一吃进去就想呕，可以用小柴胡汤加连翘。如果情绪起伏不定者，方用小柴胡汤加连翘。如果舌苔厚腻的，就用保和丸，保和丸里有连翘。

《得配本草》讲，连翘配木通，能泻心火。

所以口舌生疮疼痛的，如果觉得导赤散力量不够，再加一味连翘，疮痛就消。

脖子周围长瘰疬，用消瘰丸加连翘，效果奇好。

如果高热神昏烦躁，可以用连翘，但是要加什么？加莲子心、竹叶心，或者水牛角，如同清宫汤。

宫是什么？皇帝住的宫殿，宫殿里上火烦热，为君火，就用连翘。

所以连翘配点竹叶心煮水的时候，加两块冰糖，既青青黄黄的，又甜甜的，喝下去之后，尿会很清澈，人也好清凉，五脏六腑就像下了一场雨一样。

如果莫名其妙长各类疮毒痈肿，叫热毒蕴结，连翘跟金银花、菊花一起服用，可以清热毒。还有五味消毒饮，可以加连翘解毒消痈，治疗肝痈、肺痈、肠痈。

痈疮只要出现发热现象，皮肤一摸，热烫烫的，就可以用连翘。

第9讲

菊　花

菊花明两目之昏。

菊花，始载于《神农本草经》，它最大的特点是明两目之昏。治两眼昏花，用枸杞、菊花，要记住。

老师治过一例飞蚊症，病人老用手去动眼前的黑点，怎么黑点跑不掉？

那怎么办？用补中益气汤加枸杞子、菊花。十五剂药黑点完全消除。

为什么用补中益气汤？因为脉摸下去，脉象为低陷的、瘪的。气虚者，升举之。

九窍不利，中气不举。如果九窍不利，中气则提不起来，中气一提不起来，轻则眼睛暗淡，重则眼皮下耷，如果再严重就困了，干脆睡下去了。

枸杞、菊花是一个花升子降药对，菊花能升能降，因为它的花是开放的，它很轻，走上焦，所以它可以到眼睛。而且它带有什么味道？微苦，所以可以清降肝火。

花类药，大都能够开放，入心、肝跟肺。

枸杞子又叫红果，能够补心肾，色红入心，浆汁可以入肾，所以它可以作为心肾精油，叫枸杞子。

昨天小武跟我讲一个补虚劳的奇方，叫金髓煎。大家想一下，精华直接灌顶注入骨髓里的一个药方，它可以壮阳，也可以提高抵抗力，就是一味枸杞子。

碰到重病体弱病人，可以用五红汤。

枸杞子是红的，红衣花生，红枣是红的，红糖是红的，还有红豆。

这些色红的药物，把它们煮烂如泥，然后饮下去，就可以生化血气。

四大怀药里，有一味药叫延寿客，它是什么？你到怀庆府说要延寿客。内行人一听就知道了，就去拿怀菊花，菊花是可以延龄的。

所以好好研究这个菊花，前途无量的中草药，它竟然敢叫延寿客，凭什么呢？经霜不凋。

老师当时悟到这里，是写《伤精病象图》的时候，碰到一个小伙子，经常遗精，固涩的金樱子也用了，效果不理想，后来我才知道他抓到的是劣质的金樱子。

金樱子兮涩遗精。一要地道的药材，二要地道的炮制功夫。

所以大家看老师是怎么治这例遗精的。

我让他去买菊花来煮水。

喝菊花？古籍应该没有记载菊花可以涩精，它都是记在发散风热的药里，或者清肝解毒的药里，它哪有涩精的功效？

我让他别想那么多，先买来尝了再说。

因为是老师独门悟性嘛。

他买来熬水尝，发现怎么一两天这个精关就固住了，三五天没有遗精，一个月就完全好了。

所以对于晚上遗精，只要摸到这个肝脉躁动有弦硬之象的，就可以开菊花。

如果肾脉沉微弱的，再用金樱子，金樱子兮涩遗精嘛，但肝脉弦硬呢，就用菊花，不然肝木它就会冲撞肾和心，心一动，五脏六腑就皆摇。

原来菊有经霜不凋之美誉，就是说它可以饱受北风凛冽、霜雪摧熬却不凋。

人体的精华，应该具备经霜不凋的能力，但是现在好多人一喝点凉饮，这个精就“走”了，一暴怒，这个精就泻掉了。

怎么办呢？经霜不凋，饱霜不陨，饱经风霜却不陨落，乃草中松柏也。

你看，古人是这样形容菊花的，草中松柏。

菊花总的来说是清肝肺二经的，可以疏散风热，养肝明目。

肝开窍于目，肺色白，所以目珠里头，只要白睛出现红影、暗影、斑点的，几乎都可以用菊花，它可以清掉眼内的斑点。

如果孩子喜欢玩手机，或者熬夜，或者吃完煎炸食品马上觉得眼睛痒，老揉眼睛，用菊花熬水洗眼，就好了。

如果眼睛痒得厉害的话，可以用菊花和冰片制成眼药水，就叫冰霜秋菊眼药水。

冰霜可以干什么？可以降火。秋菊呢？可以退热。

所以夏天再热，秋的信号一过来，就好舒服啊，它可以清热解毒，所以转氨酶偏高的肝炎，可以用点菊花、蒲公英。

还有热毒明显的，明显的肝热，有什么反应？口苦、咽干、目眩、目涩、目痒。目痒说明有风，目眩说明风开始摇动，目涩是津液缺少，有热，目赤是已经化火了，所以辨目可知这个气血状态。

那用什么药？小柴胡汤加菊花。

所以现在人反复不愈的目症，老师闭着眼睛就用小柴胡汤加菊花。

为什么呢？因为眼症时好时不好，属于少阳，往来寒热，时而眼睛痒，时而眼睛痛，时而眼睛红，时而眼睛肿，时而眼目干涩，休息好又没事了，往来寒热，就是时好时坏的病，用小柴胡一般在大方向上没有错。

然后再加辨证，用药精准，加一味菊花，明两目之昏。

对于中青年来说，效果非常好，如果是老年人，老师就会加进腰三药，再加补益的枸杞子。

平息肝风，用菊花加钩藤，可以治肝阳上亢头晕。

老师治过一例几年都没有好的头晕目眩，一出手就是钩藤30克，菊花15

克，这是因为我以前看过一个方子叫做钩菊柴胡饮，即钩藤、菊花加小柴胡。

只要脉弦硬，头晕目眩的，就用这个方子，弦乃肝胆病。

我问："你是不是老容易跟你的家人吵架？"

他说："对。"

我说："脉弦硬，跟你讲的症状相对应，菊花、钩藤调你病症的症，小柴胡汤调你辨证的证，所以我们是症证双调，说白了就是一个调病机一个调病象，你的病机是肝脉弦硬引起的，所以用小柴胡汤为你'松绑'，松肝胆之绑，你的病象呢，就是在眼睛和头，眼睛热，头晕晕的。菊花能明两目之昏，钩藤可以平肝阳之亢，所以菊花配钩藤，堪称平息肝风要药。"

一股劲阳亢不知道往回收的，就是只知道踩油门。像高血压，我只知道踩油门，不知道干什么？踩刹车，所以钩藤就帮你踩刹车，往回收，平肝潜阳。

所以只要切一个人寸脉上越，问他是不是脑子压力大，如果是的，睡不着觉，血压都 140mmHg 了。

那么，用钩藤菊花酸枣仁汤，药一下去就平下来了。

血压往上飙，要记住用天麻钩藤饮，还要加菊花。

一般疏散风热用黄菊花，平肝育阴用白菊花，清热解毒用野菊花。野菊花太苦了，但是毒热很厉害的病人，反而不觉苦。长这个痈疮，用五味消毒饮，斩毒箭，非常厉害的，长大痈大疮，必须得用上野菊花。

余老师在《传统中医成长历程》讲到，太爷身上长痈疮，就用这个野菊花，连苗一起熬水外洗，痈疮就会退掉。

小孩子夏天长疮痈的，夏天是火热当令，火热当令的时候，金秋就可以去平它，所以就用这个秋菊，一味菊花就可以平疮解毒。

若想要不生疮，就要多服香附，因为只要解开了气凝血聚，它就不会生疮，疮已经生成了，就要用菊花平它。疮不破口，可以用半夏。

我们田里好多半夏，将半夏捣烂敷到疮口上，第二天疮口就破了，这是因为半夏有蚀疮咬口的功效。

不要小瞧这些普通药，比如在田里看到的薄荷。

有一位糖尿病足的病人，他脚烂了，半年时间不断溃烂，都要把脚烂掉了，没什么好办法。然后他听说在湖北荆州那儿有一味草药，就是用一味药新鲜时捣烂，敷到疮口上，可以让疮口长肉，让那些毒浊流掉，可以去瘀生新，去腐排浊。

然后他抱着试一试的想法，看看能不能把这个脚给救回来，“死脚当活脚医”，然后将这味药捣烂敷下去，发现脚上的颜色一天比一天淡了，后来疮口就长愈合了。

医生都好惊讶，问这是什么方子？

一问才知道，一味薄荷。

太妙了！一味薄荷。《药性赋》讲，薄荷叶宜消风清肿之施。

《神农本草经》讲，菊花能治泪出，所以老人迎风流泪，用菊花、白蒺藜。

菊花和薄荷两味药都可以治什么？把新鲜的菊花和薄荷捣烂了，敷在伤口上，可以长肌肉。

为什么菊花可以跟薄荷合用，因为薄荷有消风清肿之施，伤口长的时候，就是一种风象，伤口局部就有红肿嘛，而且薄荷气味芳香，芳香可以辟恶浊，局部的腐肉就可以辟到，而且薄荷质轻走表，刚好表皮溃烂它可以用，所以记住，要想伤口不发炎，用任何的止血药，都可以加点薄荷进去以芳香辟浊，调一个止血膏。紫草膏里加了薄荷，它可以防腐，古代都用这些芳香之物防腐。

《神农本草经》记载，菊花治两目欲脱。两目欲脱，哪种病是两目欲脱出来的？甲亢，目欲脱。

《日华子本草》讲，菊花做枕明目。将菊花做成枕头可以明目。

我们再来讲几个小案例。

一壮汉，顽固偏头痛两年，头痛连到眉棱骨痛，口苦心烦，还睡不着觉，口苦心烦为少阳枢机不利，还睡不着觉为阳亢所致，怎么办？黄教授给他开了一个简易偏方。

一味杭菊花20克，每日一剂，开水1000毫升，泡了，分早中晚，代茶饮，疗程是两个月。

所以有的时候，治不好病，是因为疗程不够，方向对了就靠疗程。

结果病人只服半个月，头痛发作次数减少一半，两个月后，再没有发作过。

所以只要辨证到脉弦硬，口苦，目眩，头晕，头痛，脾气暴躁，肝阳上亢，睡不着觉的，一味菊花20克，不要用普通的菊花，要用杭菊花，因为杭菊花偏于疏泄肝火。

蒲辅周医案：有一妇女，38岁，被认为是更年期提前，居然头晕目眩，心慌耳鸣，身体一动都不行，少壮有老衰之象，因此卧床不起一年多。

老先生就说她这是肝肾不足，阴虚阳亢，用杞菊地黄丸，每晚服2钱，开水服下，平时熬桑椹膏。连服一个月，居然能起来了，再服一个月，可以下床活动，食欲渐增，仍然稍有头晕，再加服人参养荣丸。早服人参养荣丸，晚服杞菊地黄丸，各3钱，再服两个月，全愈。

一年多卧床不起的病，用半年来把它治好。

所以老师看到这里，眼睛就亮了，如果遇到肝肾阴虚，头晕目眩，舌淡红无苔，脉弦细数的病人，我就会让其朝服人参养荣丸，晚服杞菊地黄丸。

这是蒲辅周老先生的经验。

好多肿瘤病人到后期，都有肝肾阴虚的表现，就按照这个思路，早上补气，用人参养荣丸，晚上就养阴，用杞菊地黄丸。早上就是春生，晚上就是秋降。

还有熊继柏先生的医案，非常经典。病人巅顶头痛，伴两侧痛，非常怕风，口干苦，该病人一吹风就眩晕，诊断为外风眩晕，菊花能够祛风止眩，所以用菊花茶调散，服七剂好一半，再服七剂，痊愈。正好两个疗程。

《得配本草》讲到，菊花配石膏、川芎，专治头痛，暴脾气的头痛都可以治。

菊花配枸杞子炼成蜜丸，专治阴虚目疾。所以现在人用电脑，对消耗眼睛很厉害，眼睛又痒又热的，可以用杞菊丸。

菊花有病可治病，没病可防眼病，这是非常好的。菊花还能延年益寿，号称延寿客，延寿的表现是什么？虽年老，但目有精光、耳聪目明、身轻矫健。

第10讲

滑石

滑石利小便之结滞。

结是什么？瘀结，打结，结梁子，就是卡死在那里。滞呢？滞塞。

就像我们打桌球的时候，滑石粉擦在这个杆子上，好滑啊，不会涩手。

滑石进入体内，也是这个性子，如果小便被砂石阻滞，用滑石后，砂石一下去就滑走了。

老师曾用过甘露消毒丹里加滑石，治疗湿热小便涩痛得像刀刺一样，一剂药就好了。

滑石，矿物药，又叫滑石粉，手摸有润滑感，性滑能利窍，味淡能渗湿，你去尝滑石，淡淡的，没什么味道，淡味入腑通经骨，甘淡之味的药，吃到肚子里去，会发现排尿排污能力加强了，这叫淡味入腑通经骨。

如果有湿毒，不要紧，用滑石，有些人得了湿热以后，孔窍熏蒸，起眼屎，头重如裹，孔窍好像被蒙蔽一样，可以用滑石配通草。

滑石最善治的就是小便赤涩疼痛，因为它利小便之结滞，滑石配车前子，几乎没有一种尿赤热疼痛能出其右的。

滑石、车前子利尿效无比，它们的功效是其他药物所难以比拟的。最多用于什么时候？夏天。

春夏秋冬你会发现，冬天尿比较清长，夏天尿比较黄赤，夏天发很多汗，身体好热，这小便就短赤了，所以暑热烦渴，身上长湿疹、痱子、水肿，就用滑石，打成粉的是滑石粉，要布包煎，不然就会糊了整个药罐子。

所以它有清热解暑的效果，滑石配甘草，叫什么汤啊？六一散，对了。它治什么？暑热尿黄赤，淋漓涩痛。六一散，滑石与甘草6 ∶ 1的配伍，一定要谨记这个配伍，这个配伍是目前为止最合理的配伍，只要按照这个配伍去加减，治疗尿涩痛，一剂就如神，我在暑天的时候常用这个方子。

《神农本草经》讲，滑石主身热癃闭。

癃闭，尿不通且身体又发热的，可用滑石。寒闭的就不要用滑石了，寒闭用什么？天气寒冷的时候，被冻得尿都出不来了，寒闭我们就要用温通的小茴香，还有温阳气化可以利尿的药物。

热闭，我们就要用清热渗湿能利尿的药物。

好多妇科的盆腔积液，用一味小茴香煮水，一般吃三五次就好了。

盆腔积液好像很难缠，其实下焦气化能力一加强，它就干爽了。

《日华子本草》讲，滑石治乳痈，利津液。乳痈即乳房里长痈疮，《神农本草经》称之为女子乳难，长了痈疮非常难以哺育孩子。

不要紧，用滑石，它可以降这些痈疮滑利到三焦膀胱，使其转移走。

《本草衍义补遗》讲，滑石分水道，解燥渴，降心火之要药。

它可以将心火，通过膀胱来代谢走，就像汽车滚烫发热了，靠什么来散热？水箱。

所以膀胱是人体的什么？水箱。

滑石能够让水箱流动性加强，这水箱不断地流动，浊水、热水排出去，再把清水引进来，心火就降了。

所以水箱没水的时候，除了到加油站，给车子加油外，还要加什么？给水箱加水。

水的比热大，它可以带走身体热气。

滑石可以消烦渴，原因就是它能够统管“水箱”，让“水箱”新陈代谢加强以后，消渴、烦渴、燥渴就都减轻了，乃降心火之要药，心火就是这发动机之火。

人体发动机就是心脏，它一上火，口舌生疮，面目长疮，咽喉沙哑，而滑石可以把水箱代谢水的能力加强，整个身体就凉了。

身体五脏鼎沸熏蒸，滑石把膀胱流通津液作用一加强，身体就清凉了。

要看滑石降心火的作用，也要看它的作用机制。黄连也可降心火，但它的机制跟滑石不一样，跟大黄也不一样。

黄连降心火直接清心，清宫，所以安宫牛黄丸要用它。

大黄降心火直接排便，大便一排掉，心火就清了。

滑石降心火利小便，小便津液一带走，热气就降下去了，叫阳随阴降，阴水往下走，阳热也跟着往下走。

所以刘河间有药方六一散，也叫益元散，由滑石、甘草组成，通治表里上下诸疾。

为什么有这么大的口气？因为滑石甘淡无处不到，走十二经络，奇经八脉，五脏六腑，上疏肺，下通膀胱。肺主皮毛，水之上源；膀胱司津液，水之下游。滑石上能发表，下可以利水道，发表则上中之热得到荡除，利水道则下面之邪得到疏泄，发表以后上半身的湿气就会减轻，利水了下半身的湿邪也会减轻，热邪散掉，则三焦安宁表里和，湿邪去除则魄门通而阴阳调，是以六一散通治表里上下诸病，盖此义也。

大家看热邪散了，三焦就安宁，表里和，湿邪去了，魄门开通则阴阳调。

排泄糟粕的魄门，这里的魄门包括净府之门，是利尿跟排便的。

有一个非常好的方子，三仁汤，治疗湿热夏暑的时候身上长痱子。

北山中学有一位老教师，他的孙子长了满身痱子，他问怎么办？我一看孩子舌苔带点黄，舌边有齿痕，我说是湿热熏蒸证，开三仁汤：杏仁、薏仁、薏仁、竹叶、厚朴、通草、滑石、半夏。

所以大家以后碰到身上长痱子，湿热均分的，就用这个方子，既祛湿又清热。

滑石甘，宜用于中州，淡能利水，淡虽然有好处，但毕竟是走泻之品，不可常服，如果虚人，则必须用甘草和之。

孕妇不可轻易食用滑石，石头都能滑下来，更何况是胎儿，所以滑石堕胎甚捷，就是说堕落胎儿很快。

滑石通乳亦佳，乳汁是含有水分的，滑石是滑利这个水分的，所以可以通乳。

诸湿烂疮肿痛，滑石最良，如果身体长烂疮肿痛，它可以将这些凝聚在一处的水湿给滑掉。

所以老师切脉，切到有涩脉的，什么叫涩脉？就如轻刀刮竹，刮下去咿咿咿，嗞嗞的，不流畅，可以加一点点滑石。

滑石是治暑圣药。

《医学衷中参西录》讲，天水散，即益元散，又名六一散，取《易经》天一生水之义。

滑石、甘草剂量6：1，号称六一散，取“天一生水，地六成之”之义，为刘完素治暑圣药，最宜是南方暑证，因为暑乃热毒，南方暑多夹湿，滑石清热消暑并利湿，因为暑能伤气，少佐甘草补中益气。

《本草新篇》讲，滑石滑利，凡火积膀胱，非此物不能除，这火气积累在膀胱，滑石是最佳用药。

滑石又称止渴圣药，就是夏天暑热口渴的时候，大众都在避暑，怎么喝水都不解渴，此时弄点滑石水，它就可以让你的津液重新分布，它将身体的湿热利走以后，就不会那么热了。

有位病人尿道里头有结石，用滑石跟石韦两味药打成粉末来调服。

吃下去后，这个结石就利出来了。

尿道有一些绿豆大小的结石，西医让病人大量喝水，然后跳楼梯，一层一层地跳，或者跳绳，把小结石跳下来。这时如果让病人喝滑石水，结石可以掉得更快，如果气虚的人，我们要加黄芪。

比如复方石韦散，方中黄芪配石韦，也可以配滑石，补气然后再排石，效果更好，增液再来排石，力量更强。

石头呢，就像河里的淤泥一样，有一种结石叫泥沙样结石，这种结石看起来好大块，其实不经打的，我们只要重用黄芪、滑石、金钱草、海金沙，三下两下就把它打碎了。

为什么会形成泥沙样结石？大家去观察长江、黄河，每每在什么时候，它就形成结石？

第一个是水流速度慢；第二个是水少；第三个是水质的问题，水质比较浑浊。

只要知道以上三方面原因，来量身打造一个结石汤，难吗？一点都不难。

知其机理，易如拾芥；不知其机理，难如登天。

我们就用黄芪、甘草，补其后劲，结石后期虚证可以用。

用滑石、通草、石韦，开其源流，发大水去冲洗它。

再用金钱草，清热解毒。

还有萆薢，分清泌浊，可以将它清浊分开来。

知道这个方子可以治什么吗？可以治痛风结石疼痛，效果非常好。

所以四妙散为什么能够治痛风？

薏仁的功效是什么？利水，增加它的流量。

黄柏呢？清热，让水变清澈，不浑浊。黄柏就是令黄变成白，黄就是浑浊，白就是清澈。

那苍术呢？苍术气味最雄烈，它是让水推动更有力，它可以坐镇脾之中州，加强这个后劲推动力。

苍术利水功效更足，为燥湿治湿的圣药。

所以吃了苍术，你会发现大便变大条，气变雄烈；薏仁使小便量变大；黄柏会使尿变得清澈。

水量大了，气势磅礴了，尿水又变清澈，这个石头就分化掉了。

所以不要小看四妙散，它妙在哪里呢？就妙在这里。所以洞晓其中机理，如果病人比较瘦弱，就加黄芪、甘草；病人壮实呢，就加滑石、石韦；看他一派热气腾腾，气势汹汹，火气重，尿黄，口苦口臭，就加点大黄、薄荷、黄芩，降金生水，然后用甘草来调和。

张锡纯在《医学衷中参西录》的中提到，如果一个人滑泻无度，用滑石最为危险，可致虚脱，怎么办呢？用滑石配合山药，各 1 两或者 3 两都好，煎汤服用，就可以清热止泻，莫不随手奏效。

我们来看一个案例。

郑某，32 岁，农民，夏天热得不得了，拼命喝凉水吃新鲜瓜果，到夜间三点的时候，突然暴泻如注，泻十多次，肛门灼热，口干舌燥，饭也吃不下，人就蔫了。

一量体温，38.3℃，诊断为暑热泻痢，医生就用六一散合香薷饮，一剂泄泻稍好，两剂泄泻更好，再三剂泄泻止且热退，好了。

所以，夏天湿热泻痢，就用六一香薷散。

我们看现代研究，滑石主要用于什么？急性尿道炎、膀胱炎、泌尿系结石、复发性口疮、牙龈炎、小儿水痘，还有宫颈炎、痔疮、肛裂、狐臭等病。

凡水代谢不利，伴有湿热的，就用滑石。

《得配本草》讲，石韦乃滑石之使者。临床上滑石常常配石韦。

有一妇女，她忍尿后膀胱憋得难受，又排不下来。可以用滑石、石韦，再加点葱煎汤送服。

葱有通中发汗之须，葱中空，善通表里。

所以妇人转胞，即妊娠小便不通，就用葱汤送服滑石、石韦。

如果暑天吃东西，既上吐又下泻怎么办？下泻了，肠里的水不能走膀胱，我们用滑石利小便而实大便。上吐呢，上吐就用“两个香”，治疗呕吐效果最佳的，一个是藿香，一个是沉香，但沉香太奢侈了，怎么可以轻易用沉香来止吐呢，用丁香就好了。

还有阴汗，什么叫阴汗？阴囊潮湿，或者脚缝里烂了出水，用枯矾、石膏跟滑石打粉，然后涂在患处，可以止。如果跟车前子打成汁，配合滑石再涂肚脐，可治小便不通。

身体有一个器官，一下子会变大五到十倍，是什么器官？鼻子。

受到惊吓或者剧烈运动的时候，鼻孔就会打开来，打得好大，然后眼赤鼻胀，大喘，身体太热了，浑身都发斑，毛发如铁，毛发都竖起来，热得这毛发都立起来，乃热毒结于下焦，用滑石、白矾各1两煎服，不住饮，住就是停，不住饮，就是水流不住，应无所住，不要停，不断地千口一杯饮，不断地饮，尿意来了，就好了。

这对于酒渣鼻的治疗效果也非常好。

还有一个方子，值得一讲。小便黄得像黄油一样，色赤疼痛，用八正散。八正散是扶正的吗？不，是祛邪的，因为它有八味药非常猛，利小便以后邪去则正安。

滑石跟薄荷、甘草等比例打粉，就做成了痱子粉，还可以用做小儿推拿润滑剂。

身上长湿疮、湿疹，老流脓水，可以用滑石、枯矾跟黄柏，打成粉末，做成湿疮粉，铺到局部疮面上。

如果阴囊流水，有一味药必用，什么药？马勃，一用就见效，马勃再配合滑石、枯矾、黄柏，一起打成粉末，就拿一次药，敷上去，就止住了。

石　膏

石膏泻胃火之炎蒸。

炎是什么？双火为炎。蒸呢？蒸蒸发热，发汗。如白虎汤四大症：汗大出、脉洪大、口大渴、身大热。

石膏能够清热泻火、除烦止渴。

老师碰到过一例消渴重症，一天要吃八顿饭，不吃不行，医生说要把胃割掉一部分，让他别那么饥饿。

我说："不用。"

在古代，只要石膏出马，平掉阳明之火，立马不会消谷善饥了。

石膏 80 克，知母 20 克，就是白虎汤，即石膏、知母、粳米、甘草，粳米现在比较青睐于用山药来替代，为什么呢？因为山药滋阴养液润润的，防止这些矿石药伤胃，一吃下去，八顿饭就变成四顿饭，虽然宵夜断不掉，但是已经不会那么冲动了。所以这个贪吃，消谷善饥，看到食物呢，脱层皮都要跑过去吃，就用白虎汤。肚子里头馋虫太多了，石膏一下去，这个嘴馋就会收敛。

所以有人问："中医有没有办法治疗嘴馋？"

有啊。用石膏，胃火一降，嘴就不馋了。

《神农本草经》讲，石膏主心下逆气，口干苦焦。

平时若碰到口苦咽干、目眩，用小柴胡汤，有效但是不彻底，还不断地冒口气，口臭，为阳明经热，小柴胡汤加点石膏，马上这个口干口臭，就被它消下去了。

木头跟石头一起丢下去，石头比沉香木降得还快，所以石膏的降浊速度是非常快的。

《名医别录》记载，石膏除时气头痛。

老师有一个屡用屡效的奇方——芎芷石膏汤。

有位顽固性偏头痛的病人，嘴唇是红的，脸色红赤。他老是头痛，从偏头到前额部位疼痛，只要忘记喝水了，就痛得不得了。

我说："你这是阳明火热太大了。"

脉洪数，用芎芷石膏汤，三味药必用，即川芎、白芷、石膏。

为什么要用川芎？头痛不离川芎。

为什么要用白芷？阳明前额必用白芷。

为什么要用石膏？脉洪数，身大热用石膏。

所以这三味药下去，几乎所有前额头痛又发热的，应手取效，没有不见效的，还可以根治。

所以记住，如果前额痛，就用川芎、白芷。

前额痛，又身体大热，脾气大躁，面红赤，石膏就一定要下。

表现为阳明白虎实证的，三剂药全好。

如果大家碰到这种症状，用这个药就像守株待兔，这头"野兽"撞到枪口上去了。

所以中医汤方医生的最高境界是什么？不用辨证，但见一症便是。

石膏主什么？三焦大热，上中下热，它都可以清掉。

有些皮肤病，如身上长爆疮，用石膏。

因为《神农本草经》讲，金疮，石膏主之。

若被金属扎伤，局部红肿热痛，要用石膏，为什么呢？

石膏退阳明火热，肌肉属阳明胃肠所主，脾胃主肌肉。

所以石膏清阳就是清胃肠，清胃肠就可清肌肉之热。

所以肌肉红肿热痛，三焦大热，皆用石膏。

如果是小热就不要轻易用它了，为什么呢？杀鸡焉用牛刀。

不要偶尔犯个口腔溃疡，就轻易用石膏，也不是一定不能用，但剂量要小，不是大热的，没必要请这个“将帅”出马，就请普通的“副将”就好了。

现在好多牙膏里放了什么成分？放了石膏，为什么呢？

《日华子本草》讲，石膏能揩齿益牙。

用石膏擦牙齿，对于牙齿热痛的效果很好。

老师不建议一刀切，一竿子打倒，比如说年老牙龈萎缩，我建议不要轻易用石膏跟薄荷，用多以后，牙龈缩得更厉害，毕竟是凉降之品。但是如果年轻火力大，有口臭，气有余便是火，用石膏当然好。

所以凡事要辨证看待，不要一看到古籍说石膏揩牙齿可以益齿，牙龈肉萎缩的老年人，也用石膏，那么他越揩就越萎缩，萎缩到后面都看不到牙龈肉了，变成瘪核桃了，这都是凉降过度所致。

老师为什么不建议小孩子吃太多凉降的东西？就是担心会影响发育。

《珍珠囊补遗药性赋》讲，石膏其用有二，制火邪，清肺气，仲景有白虎之名；除胃热，夺甘食，易老有大寒之剂。

制火邪，清肺气，就清金降火了，仲景有白虎之名，所以白虎汤就可以清金降火，大家记住“清金降火”四个字，石膏的要义，全在掌握之中。除胃热，夺甘食，就说你饱食甘臃以后，身体化胃热了，这石膏就可以将它制服。

《本草备要》讲到，白虎汤以石膏为君，用 1 ～ 4 两，可以退血热、血毒，但是脉象如果微弱的，叫无根之火游行于外，你就要用峻补气血的药，不要用石膏了，还是那句话：石膏有热退热，无热就伤阳。

黄元御的《玉楸药解》讲到，石膏清肝退热，治目昏眼痛、跌打金疮，消痈肿，化积聚，吐顽痰。

如果有些人顽痰化热积热了，用石膏，它可以去肿瘤热、结核热、顽痰热。

《本草新编》提到，痰火积久，人就会发狂，发狂了就会谵语，谵语了就会狂奔，那么这时就用降火之神剂，泻热之圣药石膏。

所以仲景张夫子以白虎命名，就是一般人不要轻易用，但是碰到大病，你还非它不可，就得要用它。

它可以逢死症而重生，遇危难而过安。

所以癫狂口出秽语的，用石膏。因为口出秽语，又癫狂了，就是阳明腑热证，我们讲过一句话叫“六经实热总清阳明”，阳明就是清六经热的一个总开关，就说你不论是心经发热，还是肝经发热，清阳明经。有些人说他气得什么？气得阴毛着火了，怒得呢？怒得头上可以煮鸡蛋了，火得呢？火得嘴都要像红孩儿吐火了。

这些用黄连、黄芩会发现力量还不够，因为三焦火热弥漫了，那就要总清什么？总清阳明。

三焦六经热毒火盛要总清阳明。

阳明经热就石膏，阳明腑热就大黄。

所有退热之药，无出其右。

所有热火炎蒸，无往不利。

但是要记住可以暂用，不可以久用，就是只要将这火气灭掉就可以了。

怎么断定一个人真热呢？真热一般舌必生刺，如果癫狂之人不生芒刺的话，不是真的大热。真大热的，苔必黄，而且有裂纹，否则不是真大热。

真大热的话，会大渴呼饮，而且饮水用灌的，还嫌不足。

《医学衷中参西录》中讲到，石膏性凉又能散，外可透表解肌，内可清腑退热，无论内伤外感，但有实热之证者，皆可用之，用之必效。石膏的寒凉之性，远不如黄连、黄柏、龙胆草、苦参四大苦药，但是它退热之效却远胜过这些药。

石膏既无伤胃败胃之患，又有退热降火之功，这样的能臣干将，可以放心大胆用。它还可以用来点豆腐，人人都可以吃它，所以它没有想象中那么可怕。

张锡纯说过，为什么现在好多人用石膏用得不理想？因为他们即使放胆用，也不过七八钱而已。

夫石膏之质量重，七八钱不过一小撮，以微寒之药一小撮，怎么可以灭燎原之大火？欲灭燎原大火必用一大撮，方可起大效，杯水车薪无益，满天云雨呢，森林大火都会灭。

张锡纯医案：一户人家的长子，7 岁的时候，风寒感冒化热，小儿都不爱吃药，这药苦嘛，不吃，怎么办呢？药煮好后他不吃，身体又不断地发大热。

张锡纯说要找一味清凉降火，又没那么难吃的，一下子想到石膏，单用石膏 1 两多，小孩子用 1 两多啊，然后煎出这个清汤，只分三次，温服，病就好转过来。连续用了三次，病就痊愈了。

一昼夜之间，7 岁的孩子，三次用掉石膏 6 两，病痊愈，而饮食增加，却没有寒中败胃之弊，由此可以证明，石膏但见热证下去，对身体不会有伤害。

刘渡舟医案：李某，男，48 岁，秋天感冒后，发热不退，快要到 40℃了，到医务室注射退热药。

针打下去，热就退下来，回到家，体温又升，又去打针，然后又退下来，回到家，体温又升，四五日之间，发热终于突破了 40℃，大渴，牛饮，手足反而发凉了，这热深厥亦深啊。

怎么办呢？刘老一看，大热大渴，大饮水，脉洪大，这不是白虎四证嘛。

石膏 30 克，知母 9 克，甘草 6 克，粳米一大撮。

一剂热就解，两剂热退病安，没服用第三剂，40℃的高热就退了，病就好了。

石膏生用，不单能治热病，还善于解疮毒。

张锡纯医案：有一 60 多岁老人，肚脐旁边长了一个痈，一周内这个痈的直径居然达到三寸，像碗口大的，烦躁异常，自觉屋矮难容，就是觉得这个屋子都容不下自己身子了，人如果热的时候呢，真的像四大天王一样，要冲出这个屋子去了，看到水呢，就想跳下去。

脉象弦硬有力，右脉洪实，这是毒痈发作。

一问他大便几天都没来，好，白虎汤用大剂量石膏，加金银花、连翘。为何加金银花、连翘？

十二经疮痈圣药是什么？连翘、金银花均是治疮的圣药。

煎汤一大碗，慢慢饮下，一剂烦躁解；两剂身体安，能睡好觉；三剂疮就退掉了。

所以老师总结：白虎能吃疮。

疮痈原是火毒生，白虎吞火第一功。

石膏可以"吞掉"火，就"吞掉"了这个疮痈。

纪晓岚的《阅微草堂笔记》记载，清朝的时候，京城流行瘟疫，大家用常规的发汗解表法，发现十死八九，怎么办呢？

大儒冯星实有一个小妾患上了瘟疫病，呼吸将绝，桐城有一位医生重用石膏治之，应手而愈，轰动京城，医者纷纷效仿，救治无数。

当时用一剂石膏即达八两，这个常人不敢轻易模仿，但非重剂不足以起沉疴，这是很精彩的案例，救人无数。

胡希恕胡老碰到过一个下颌淋巴结肿大发热的病人，他一看到就开小柴胡汤加生石膏，学生看后百思不得其解，该病人既无口苦，何以用生石膏，既没有这往来寒热，何以用小柴胡汤？

诊务繁忙，胡老只言用生石膏，不单起到清热作用，还起解凝，一般的药物黄连、黄柏，只能将热打压下去，但石膏可以透热于表，又可以降热于里，可以将热凝结在一起解散开来。

治病如理乱丝，治病如解死结，所以小柴胡汤是解这个气结的，石膏解火结，气有余便是火啊，已经到火的层面了，但是热在少阳，少阳就用小柴胡汤，用名方做药引，这小柴胡汤就是什么？就是"带路"的，石膏是什么？

石膏就是后面拿大刀的“关云长”，进门就砍，过五关斩六将，这包块就被它斩下来。

看到没有，如果大家遇到甲状腺肿病人，即脖子侧面肿大的，用柴胡石膏汤，因为小柴胡汤走侧面，石膏清阳明热，这就是大家手笔，你看八味药，不多不少，就是小柴胡汤加石膏。

何为“解凝”两个字？解开凝结之热，遗憾未听胡老亲授，但见临床案例可以窥其妙。

大凡急慢性疾病，见红肿热痛，淋巴结肿大者，胡老常用生石膏。急性腮腺炎，常用小柴胡汤加生石膏 2 ～ 3 两。急性化脓性扁桃体炎，腮腺炎长在外面，扁桃体炎长在里面，外面里面之间不就是半表半里嘛，小柴胡汤加生石膏、蒲公英、桔梗，桔梗入咽喉，蒲公英清肝胆火。

即使用不了威灵仙、白英、青皮这扁桃体三药，那小柴胡汤加石膏、桔梗、蒲公英，也是治扁桃体发炎的神药。

气要分阴阳的，任何事物都要分阴阳，要用阴阳去看万事万物。

一个人他生气地过来，他气得脖子鼓包，说明他有阳火我就会用小柴胡汤加石膏再加桔梗；若他气得阴囊鼓包呢，用小柴胡汤加石膏、薏仁，看到没有，石膏就是清这个阴火的，薏苡仁是往下走的，而桔梗是往上走的，为舟楫之药，载人不沉，载药不降的。

所以这个是气火，你见到一个人好生气，你说气得哪个部位不舒服？

如果他指着肚子跟阴器，好，用小柴胡汤加薏苡仁、石膏，因为肝郁化火伤到了阴器。

急慢性睾丸炎，但用小柴胡汤加石膏、薏仁、陈皮，所治案例皆收到捷报。

石膏还可以解肌止痉。吴鞠通《吴氏医案》里提到，有一位老人，他喜欢鹿茸、海马、枸杞、锁阳、巴戟天等补药，吃了觉得这个阳气充足有快感，可是吃完发现补过度了，热极生风，手就发抖了，这表示热到极处了。

怎么办呢？用白虎汤重用石膏，然后将热退下来，所以白虎汤可以纠正吃补药后产生的火毒上攻。

看《得配本草》石膏的解热之功。

石膏如果配甘草、生姜跟蜜，可以治疗热盛喘嗽。

石膏配荆芥、白芷，可以治疗胃火牙痛，如神。

石膏配半夏，可以降逆。

石膏配川芎、葱白、甘草，用清茶调服，可以治疗风邪伤眼睛疼痛。

石膏配牡蛎粉，服用后，可以治疗鼻子出血、头痛。

石膏配郁李仁、枳壳，可以治疗眉头紧锁，郁结化火。

热到极致就是火，火到极致就是什么？火到极致就是瘟，瘟疫的瘟。

所以中医方剂里有一个治火治瘟的药方，即清瘟败毒饮。就是邪热盛，气血两燔，高热不退，甚至发斑疹，就用清瘟败毒饮，石膏常要跟水牛角、丹皮、玄参连在一起，可以解毒消斑，使气血两清。热到口中要吐火了，就用清瘟败毒饮。

第12讲

山豆根、桑白皮

山豆根解毒热而治喉痹。

山豆根这味药，不要轻易用，太苦了，为大苦大寒之物，素有小黄连之称。

如果说黄连偏清心火，山豆根偏清哪个火？咽喉之火。

普通的咽喉痛，可以用马勃、板蓝根、桔梗，但是若碰到热毒咽炎、喉痈，这热之极变为火，长痈了，非山豆根不能疗。

所以古方记载，喉中发痈，山豆根磨醋含之，随即愈。

《本草图经》记载，山豆根八月份采根用，一截一截地，可以含之用来治咽喉肿痛，极妙，它是中医的真正喉宝，热毒火喉宝。

一般热到极处就是化火，肿到极处就会成痈，所以普通咽喉肿痛，不必用山豆根，桔梗、板蓝根就搞定了。

如果咽喉发肿痈了，就要用山豆根，它集皂角刺的破痈肿跟板蓝根的清热毒于一体，所以老师很重视这些能够消痈去肿的药，为什么呢？它可以将毒热撕破开来。

山豆根也叫小黄连，所以它能清热解毒。它善治喉痈，故能消肿利咽。

对于火毒结于咽喉，齿牙肿痛，口舌生疮，有一个妙方，即一味山豆根打粉，然后涂于患处，也可以加点冰片，有助于开窍。外敷药加一些冰片，可以让窍开，使药更容易进去，所以开窍开窍，就是窍开，窍一开，药就进去了。

《备急千金要方》上记载，治齿痛，山豆根一片，含于痛处，即止。

山豆根因为极苦极寒，所以内服不宜过量，一般控制在3～6克。若脾胃本来就不好又容易拉肚子，一重用一点，就拉肚子，那上热又下寒怎么办？含在嘴巴，别吞下去，它就可以解上热。

如果非要吞下去怎么办？就先用艾条把足三里灸热，如此一来，胃气就变足了，胃壁元气变厚了，吃点凉的就没事了。

《开宝本草》记载，山豆根解药毒，消疮痈，用水调山豆根粉末，一味药即治人马急黄最效方。

就说以前的马还有人，得了急黄，急黄就是黄疸中病势最急最险恶的，像疔疮会走黄一样。疮痈可顺着血流传播到周身。

急黄就是湿热毒邪深重，燔灼营血所致，是最厉害的急性传染性热病，可用山豆根解毒热。

人喉痹到水谷都吞不进，这么炎热，山豆根都可以解，所以对于急性爆发的黄疸病，也可以用它。

怎么证得呢？尿黄、眼睛黄、身体皮肤黄。

所以大家看有些人皮肤没黄，只是眼睛黄、尿黄，也可以用。尿的颜色是纯黄的，是热证，弄点山豆根，含一含就降下去了。

山豆根呢，口含汁吞下去，乃治喉咙肿痛要药，水调粉末糊，是治人马急黄捷方，出自《本草蒙筌》。

山豆根外敷可以治疗蛇虫咬伤，将山豆根打成粉末，或者制成药液，加薄荷、冰片，可以外敷。

《本草汇言》讲，山豆根苦寒清肃，得降下之令最足，善除肺胃郁热，凡一切暴感热疾，热郁三焦，山豆根清凉解毒，表里上下，无不宜之。

意思是热得三焦都发热了，表里上下，没有不可以清的。

也就是说一味山豆根，就是清瘟败毒饮，可使气血两清。

它治疗哪种病呢？气血两燔，大家要记住这个“燔”字，什么叫“燔”？火字旁，加一个番，意思就是像火焰山那样烧得气血都会沸腾了，大家可以去观察煮面，那种沸腾叫气血两燔。

那个气是什么？气就是锅上的蒸气。血是什么？是锅里的水，液体为血。

当只是有水蒸气，还没沸腾，叫气热，即气分热，叫气燔，我们用板蓝根就好了，很容易治。

烧到上面有水蒸气，水又会滚动的时候，这时候板蓝根就有点难任其职了。

就得用山豆根或者石膏。

为什么呢？热到极处，都快发瘟了，气血两燔。

所以山豆根能够降火逆来解咽喉肿痛，它是咽喉肿痛的第一要药。

有一位小学教师，讲课忘了喝水，天气又热，稍微吃点煎炸的，就得了化脓性扁桃体炎，体温近40℃，两边淋巴结肿大，水都喝不下，痛得没法睡觉，去医院注射青霉素，含喉片三天，无效。

后来找到中医，开了玄麦甘桔汤加黄芩3钱，山豆根4钱，薄荷半钱，就七味药，我估算了一下，应该一剂药不会超过三块钱，服两剂，体温降到正常，喉痛减半，再服两剂，咽喉肿痛全部好。

记住这个方子可以治疗热毒性发热，快要高热抽搐的。

大家看这山豆根多厉害，但是现在有人说他用山豆根没有效果。

《本草图经》讲，山豆根八月采根用，寸截疗咽痛如神。

山豆根应该八月采，如果五月采或者十二月采，效果应该没有八月份采的效果好。

植物刚刚封藏的时候，所有力量就到里面去了，根薯应该在秋冬采摘。农历八月的时候，已经秋降了，能量已经储存在根上了，那力量就非常大。

《本草纲目》讲，山豆根研汁来涂，可以治疗诸痛痒疮，以及蛇狗蜘蛛伤。

所以在家不小心被蟑螂、蜘蛛咬伤了，害怕得要死，不要紧，用山豆根。

山豆根一味，研汁就可以治疗蛇狗蜘蛛伤，治诸痛与痒疮。

山豆根还有一个奇验，用酒服3钱山豆根粉，可以治疗女人血气腹胀痛毒，又可以下寸白虫。

肚子里有虫，虫一闻到酒辛味，就会乖乖地“束手就缚”，闻到苦味，就会往下降。

所以借酒辛味，跟山豆根的苦涩之性，就可以打虫了。所以如果老师来打虫，我就用两味药，乌梅、山豆根，再加一味引药，酒，为什么呢？因为乌梅酸，酸可收敛，虫就安静了，动不了；苦呢，苦会往下降；辛呢，辛可让它束手就缚，不敢乱窜。

现代研究，山豆根有抗溃疡、抗炎的效果。

如果热毒上咽膈，患瘰疬者，用一味山豆根加上紫苏叶，搓成细粉，然后煎汤，临睡之前服用一次，第二天醒来以后，热毒就退下去了。

有一个山豆根汤，在古籍讲它善治乳蛾、喉痹。什么叫乳蛾？乳蛾就是扁桃体炎，扁桃体呈飞蛾形，是咽喉要塞。

桑白皮泻肺邪而利水停。

桑白皮能泻肺平喘、利水消肿。

大家算一下桑树从头到根底，它有多少味药？

首先是桑树的叶子，叶子多疏散，叶子都是往天空四周散的，所以它可以疏散风热，风热眼痛、眼热、眼肿，用一味桑叶即可。

老师碰到过一位眼热肿，还带痛的病人，他用桑叶没效，我说桑叶再加点苦刺。一下去，热肿一次就好了。

为什么呢？因为桑叶比较“老实”，清热就只帮你清热，加点苦刺，苦刺就像猫爪草，像猫爪一样很锋利，一刮就一条血痕，就比较“粗鲁”。

如果眼里起麦粒肿，痛痛的，涩涩的，肿肿的，用桑叶，还要配点带刺的苦刺心，一进去，它清热解毒，就像把它刮开来清热，不然的话，桑叶就清表面的热，就像洗抽油烟机，都是油渍脏垢泥在那里，你用布抹布刷，就是桑叶，你用钢丝球加抹布就是桑叶配苦刺。

所以大家懂得这个道理跟方法，几乎可以治疗一切肿瘤热痈肿热，就是用一两味带刺的药“撕开它的外衣”，然后再用清热解毒的药到里面去“瓦解它”。

像仙方活命饮，老师无论怎么研究，它都离不开两味药，其他药都可以丢掉。那就是皂角刺或者穿山甲，一个是植物里头最会破的，一个是动物里头最会破的。

比如说要攻打一个城池，首先要把城池给破开来，然后你的兵才可以进去，破不开，就算再多兵都没有用的。

胃吃寒了，药都到不了长肿瘤的部位。

有一次一病人拿三黄泻心汤的方子来，他要吃这个方治面部疮，吃到胃寒了，面上的疮还没消。

我说给他加两味药，即白芷、皂角刺。

一用下去，胃不寒，面上的疮也退了。

仙方活命饮是治热痈的，“仙方活命金银花”，所以金银花一定是少不得的，治一些浮热散热，像金银花软绵绵的，没什么猛劲，所以它可以大剂量用，但是你要让它能够达到惊人的效果，就得要加皂角刺、天丁、两面针或者苦刺。

所以不要小瞧这个桑叶，刚才老师只是稍微用一点点《得配本草》的思想，就可以得心应手地进行配伍。

接下来叶连着什么？连着枝，即桑枝。

有一个老草医，他非常善治高血压，他的方子就经常用桑枝，特别是收缩压偏高的。

收缩压偏高一般因肝阳上亢引起，舒张压偏高一般因痰浊堵经脉引起，这是余老师的一个经验。

所以收缩压偏高，丹参、穿破石、龙胆草、钩藤都可以用；舒张压偏高要用二陈汤，把血管和肠管两条管的陈旧浊物，都降下去。

桑枝可以治疗风湿热痹，怕冷的寒痹就不要用它，如果非得用它，就加点老干姜或者肉桂之类的药。

二枝同用，一般左手痹痛用桂枝，右手痹痛用桑枝。

这左右，我觉得不是简单的你看到左就左，右就右，而是一种气机，就左不升用桂枝，右不降用桑枝。

不要学完老师的这个思路，肩周炎病人一来，你问一下左手还是右手，左手桂枝汤，结果一吃上火了；右手桑枝汤，一吃拉肚子了。

不要执着于这个口头禅，左手用桂枝，右手用桑枝。比如说老师经常讲的，男用四君子，女用四物汤，并不是说绝对的男女分，而是阴阳分。

桂枝是助青龙升，桑枝助白虎降。

桂枝主升清阳，桑枝平肝亢，霜桑叶，金秋平降，所以它是降右的。老师为什么治病好得快，因为左不升用桂枝，右不降用桑枝，所谓右不降，是吃了辣椒过后上火，还有痔疮发作，用桑枝，一下就下去了。

接下来就是什么？桑椹子。

男用桑椹子，女用什么？女贞、枸杞，并补肝肾。

老师最新研究，桑椹子是由红转黑的，一般有什么作用？五行概念要立马从脑中出现了，对了，红就是心嘛，它转黑了，就是往下走了。

如果老是睡不着，可以给他用点桑椹，酸枣汤加桑椹。

桑葚子味酸可以补肾，肾水足了，下面的龙雷之火，它就不会上窜了，水浅不养龙嘛，你吃点酸溜溜的东西，心就静了，酸让人能平静，这就是桑椹子的作用。

接下来是什么？桑白皮，又叫桑根白皮，根部的皮才能够发挥最佳的效果。

以前到战场上打仗的时候，不能愈合的大伤口，用桑白皮的根皮做成细线，来缝合伤口，不用拆线，直接体内吸收。

中国人多么聪明，早就有这桑白皮线，用植物的根皮来做成线，它可以被身体吸收，又不会腐败。

但是现在有时候用桑白皮起不到效果，为什么？因为桑树的根太难挖，现代人用桑枝的皮来代替桑白皮，滥竽充数，就没有效果了。

所以现在好多中药的效果，不是亡在医术，而是亡在医药，疗效大打折扣。《药性赋》讲，桑白皮，其用有二，一益元气不足而补虚，二泻肺气有余而止咳。

桑白皮可降金生水，它降金就泻肺气有余，生水就益元气不足，所以益元气不足可以补虚，泻肺气有余可以止咳。

桑白皮能够利小水，小水是什么？小便，就是肺金有水气，如果肺积液化热的，就非桑白皮莫属了，它可以泻肺平喘，治疗哮喘等水气上升所致的病症。

宋代儿科圣手钱乙，治肺热喘咳，面肿身热，用泻白散主之，就桑白皮配地骨皮，皆能泻火从小便去，再加甘草、粳米和中，创造了泻肺诸方之准绳。

《药鉴》讲，蜜炙桑白皮，最能理肺气，止燥咳。

所以秋燥，咳得不得了，蜜炙桑白皮，一下子就把咳给止住了。

有一病人，37 岁，激动以后，鼻衄血盈碗，大家衄血一两见过，衄血一碗的可能没见过，鼻血从鼻子里头“滚”出来，“滚”了一碗了，不断地冷敷，掐鼻子，还有绑指头等都止不住，血仍不止。

任你填充止血，不断地塞毛巾，居然那血不从鼻子流，从口中喷出来，怎么办呢？切其脉数，火热刑金，肺开窍于鼻，火热它已经攻到鼻子了，怎么办呢？即使再热的暑天，一逢到秋风吹过来，都凉快了，所以再热的鼻血呢，我们要给它造一个秋令，造秋令最厉害的药是什么？桑白皮，为什么呢？皮走皮毛走肺。

所以桑树里头，你再取它的皮，就是金上金，用桑白皮 50 克，水煎服，服后血立止，后来数年随访，未见再出血。

要记得桑白皮栀子方，或者竹茹方，治疗急性鼻衄，一用便效。

如果你用了没效果，赶紧去查你的药，可能你用的不是桑根白皮，而是桑干白皮，所以没效。大家看枝干是往上的，所以它是治痹症的，桑树的根是往下扎的，所以它能够降气，在根的皮呢，就能降肺气，本身又是凉性的，所以能降火。

我们再来看京城四大名医孔伯华的医案。

北京有一间药房的掌柜，鼻衄血断断续续，百余日，自己做药房掌柜，天天帮人抓药，还流鼻血，一百多天没好，延请京城诸多名医治，皆无效，用犀角、羚羊角、牛黄、三七、安宫、紫雪，皆无效果。

因衄血日久，身体渐渐不支，居然卧床不起。

后不得已，邀请京城最厉害的名医孔伯华来诊治。

孔先生诊毕以后，仅开桑白皮一味药煎服。

该掌柜以为此药下贱，又便宜，不以为然，吃得非常勉强，应付地吃下1两，想不到第二天鼻血就没再出了。

下面是刘渡舟老先生的医案，治疗湿疹的。

李某，35岁，患湿疹，浑身上下出花瓣一样的疹子，像开花似的，又红又痒难以忍受，皮破还流水，抓痕累累，身体都病得千疮百孔开花了。

刘老说："应当发汗祛风，加以利水渗湿。"就用发汗解表的药，配利水渗湿的桑白皮就好了，因为桑白皮泻肺邪而利水停。

所以你看，皮肤上面的疮痈，不是肺有邪吗？局部疮痈，就像一滩一滩的水停在皮肤上，桑白皮就可以治疗，皮本身具有微发汗作用，又可以利水停，它可以把水利到膀胱去。

桑根白皮在老师看来，它既归肺经，也归膀胱经，它是桑树的膀胱经，膀胱经的作用就是发汗解表、利小便，所以一味桑白皮，大家要好好用。

李春华的经验非常厉害，到一个地方你高空观察一下，这地方的水如果不是按常规出牌的，常规出牌就是从西北流向东南，但它偏偏来一个从东南流向西北，这地方的人呢，就容易逆行，气容易上窜，容易上火，容易流鼻血，女子容易倒经。

泻白散重用桑白皮，清热泻肺凉血，就可以治倒经。所以大家看，钱乙的泻白散多好，你以为只是治疗小儿肺热，可是女子倒经，也用之极效。

所以桑白皮可以令逆气得顺，倒经自愈。老师如果碰到一些倒行逆施的人，即无事常生闷气的人，这气往上倒的脸红目赤，用泻白散清金降火，把气顺过来。

吃了补药面红目赤的，也可以用泻白散，把它调整过来。

怀牛膝是从肝肾往下顺的，桑白皮是从上面往下顺，所以两者配合就非常好，是顺气血的药。

所以在四物汤里加桑白皮、牛膝，结果月经就通畅地不得了， 而且还非常往下顺，适用于月经量少的病人。它就相当于降雨一样，这是一个非常好的经验。

治疗小便不利、水肿、浮肿，有一个五皮饮，非常好用。五皮饮有生姜皮、茯苓皮、大腹皮、桑白皮、陈皮，有些还用五加皮，因为水已经入到骨去了，所以可以得心应手地加配，五皮饮可以将皮肤水湿引至膀胱，然后再通过小便排出来。

小水通过桑白皮，蒸发到体外去，大水通过膀胱水沟利走。五皮饮，还可以减肥，倪海厦倪师非常擅长用防己黄芪汤配合五皮饮来减肥。

第13讲

龙胆草

龙胆治肝家之热。

龙胆草分为好几个品种，但总体都是大寒苦涩，归肝、胆经。

龙雷，人体的肝火称为龙雷之火，胆是什么味的？苦味的，它有苦降之义，龙胆草就是令龙雷之火苦降的草，那不是可以泻肝胆火吗？所以人肝胆火旺的时候，上则口苦咽干、肋痛、目赤，中则反酸、反胃，下则湿疹、湿疮、瘙痒，周身则黄疸、黄浊，这些都属于肝经湿热，肝火旺盛，甚至肝阳上亢，严重的话，还会化风，出现惊痫抽搐，那么我们通通要想到龙胆草。

轻微的肝热，用龙胆草3克；已经发生肝火了，口已经好苦了，目珠胀了，用龙胆草5～6克；肝阳已经化风了，暴躁如雷，甚至口里出血了，鼻子出血了，眼睛也出血了，龙胆草可以用到10克，降气即是降血也。

这是不同剂量体现了龙胆草不同的功效，比如柴胡，小剂量升阳，中剂量疏肝解郁，大剂量发汗解表，所以疗肌解表，干葛先后柴胡次之。如果柴胡用3克，能疗肌解表吗？疗不了肌，解不了表，所以还得要懂剂量，30克，汗就发出去了，10克，胸中郁闷就解了，3克呢，人就觉得有气了，升阳嘛，就觉得拳头都握得更牢固了，所以服补中益气汤者，拳头不觉握得更牢固的，必是补中益气汤中用了假柴胡、假黄芪。

所以我们可以用病人的身体来去证药，就是药服下去，有什么效果。五苓散服下去以后，正常膀胱气化会变好，尿量肯定增大，不增大的，去检查一下，看桂枝是不是用到了苹果枝，那就麻烦了。

干呕，吐涎沫，头痛，即阳明寒呕，少阴吐利，厥阴头痛，三样都可以用吴茱萸汤，如果用了吴茱萸汤，还在呕，吐清涎水，头还在痛，一查，吴茱萸，里面用佐料太多了，你就要知道，5 克、8 克都没有用，得用 20 克吴茱萸，才能达到理想效果。

所以现在好多医家用药剂量都被迫提高了，那是因为药材品质下降了。

老师在三年前曾治疗一例痛风尿酸偏高的病人，他不单脚上会长痛风石，严重到膀胱尿道周围都会结晶，这个痛风结石痛得他二便不出，饭又吃不下。

他打电话来问怎么办，我让他赶紧去买一盒龙胆泻肝丸，急则治其标，记住不要按常规剂量服，按说明书的双倍剂量服下，上午服了，下午尿就顺畅了，尿液由黄浊变清澈。

所以老师当时就对龙胆泻肝丸非常崇敬，它就是这么厉害。但是它急则治其标，如果已经顺畅了，再服下去，肾就要虚了。

所以《神农本草经》讲，龙胆草能杀蛊毒，治邪气。

五脏六腑皆取决于胆，所以胆火一烧，五脏六腑都会烧，这个龙胆草清肝胆之火，可以达到降五脏六腑之火的作用。

黄柏清火是从头到脚清的，五脏六腑的火都能够清的就是龙胆草。

《药鉴》讲龙胆草其用有四。

一除下部风湿，即下焦的风湿。

二除下焦湿热，即下焦湿郁化热。最常见的就是痛风。

三除脐以下至足肿痛，湿热熏蒸，寒湿郁久化热，都会引起肿痛。

四除寒湿脚气，但是必须加到四妙散里头，寒温并用，因为下半身生病一般是寒湿，可是生病日久，它积在那里，就会郁化为湿热，湿裹在那里，怎么办呢?

我们就用苍术的燥温，配合黄柏、龙胆草的苦跟寒。

一搭档，平衡一下阴阳，就可以祛除湿热，非雄烈的燥温之品，不足以去其湿，非苦寒的清利之品，不足以清其热。

所以湿热裹结的时候，还真得要用上这个燥湿药对。

有人一生气咽喉就痛。

《本草汇言》讲，治气火咽喉肿痛，龙胆草一把，捣汁，然后漱到嘴里，慢慢饮服，一次就好。

《药类法象》讲，治目赤肿痛，眼珠胀满，胬肉高起，痛不可忍，以柴胡为配药，再加龙胆草，效果极好，乃治目疾必用药。

为何？柴胡能解肝家之郁，龙胆草能泻木火之炎蒸，一个是郁，一个是火，郁结久了叫化火，即肝郁化火。柴胡最善解肝郁，但它不善清火，龙胆草最善清火，但它不太善解肝郁，两个配在一起，柴胡就先把这些郁结打通开来，然后龙胆草就把这个火邪给“团灭”了，所以柴胡跟龙胆草是很好的搭配，君臣配，真的是最佳肝郁化火搭档。

肝郁化火最佳搭档，柴胡、龙胆草，或者柴胡、黄芩。

涩精止遗最佳搭档，金樱子、芡实。

温阳气化最佳搭档，附子、肉桂。

补肾填精最佳搭档，熟地、菟丝子。

老师认为，药物的最佳搭档，常常就是一首古方发挥神韵的关键所在，它就像催化剂，古方如果是一个化学反应的话，你加进适当的最佳搭档，它就催化了，活跃了。

《中国中医药报》记载，某男子，14 岁，在学校感染急性眼结膜炎，眼肿大涩痛难忍，用抗病毒、抗生素治疗，没有明显好转，不得已请假，从此眼睛看到光就害怕，眼中经常会分泌很多眼屎，口干口苦。

然后医生一切脉，洪数有力，此乃肝胆湿热，用龙胆泻肝汤，原方原剂量，只开了两剂，你看这医生好厉害，他说不可以开三剂，因为这个能治好就好，治不好就要换思路。

一剂下去，眼睛就不畏光了，眼屎也没了，眼睛充血也大为好转，两剂下去，眼中干涩等症状全部消失，好了，折腾了十天半个月没治好，两剂药就治好了。

所以如果真碰到肝火炎蒸的目疾肿痛，用龙胆草，那简直就是兔子撞到枪膛上了。

胆经郁热，令人头角额尖跳痛如针刺，大家以后碰到这种情况，“非酒洗龙胆草不能治”，这是一句口诀，要熟记于心。两边额角，像牛一样长两个角，两个角是什么？少阳，刚好呢，少阳就是胆，非酒洗龙胆草不能治，记住，龙胆草必须拿酒洗一次，就好了。它里面带有酒，目的是什么？

酒入肝胆，上行头目。

所以以前炮制呢，就拿一片龙胆草，这边就放一碗酒，然后泡进去，好，这就是酒洗龙胆草，这个治疗什么？两边头跳痛，额尖头跳痛如针刺。

龙胆草如果不酒洗，会出现什么现象？第一吃了容易拉肚子，第二泻下焦火。诶，这额尖跳动，吃了怎么变成牙齿痛了，因为火被泻下来了，它不侵上了，变成侵下了。

所以酒洗的龙胆草，能上行能外达，能入肝胆，止侧面的火痛。如果不酒洗，直接清煮的呢，那它就是阴火下行，这阴火往下走，入到肾跟膀胱，除下焦湿热、湿肿。

《类证治裁》讲，肝火脉洪尿血，一味龙胆草煎服即解。

肝火，尿血，切脉切到脉洪数的，龙胆草可治。

《中国中医药报》记载，汪某，39岁，外阴瘙痒两个月，外阴糜烂，苦不能眠。然后找到这位中医，中医切他的脉，脉滑数有力。大家记住，有力无力辨虚实，只要有力了就是实证，就可以用泻法。肝经湿热下注，因为脉滑为湿，数就是热，乃外阴瘙痒症，用龙胆泻肝汤加味。

一剂阴痒大减，两剂随访痊愈，入夜能安睡，就好了。

《得配本草》讲到，龙胆草如果配苍耳子，可以治疗湿热攻到耳朵所致的耳病，如耳朵肿等，苍耳子，它带耳，耳通耳，所以它也是开耳窍的引药，不要以为苍耳子只是走督脉，所以苍耳子配合龙胆草，它可以治耳窍湿热，比如有些人喝酒以后，耳朵嗡嗡作响，可以用龙胆草配苍耳子。

因为龙胆草在没有苍耳子的带领之下，它在身体里不知道往哪跑，它可直接往膀胱跑，一放苍耳子，把龙胆草“拉到”耳朵、眼睛，因为喝酒以后，酒气肯定先犯眼睛，酒入肝胆嘛，入肝就犯眼睛，入胆就犯耳朵，所以眼睛又胀，耳朵又嗡嗡响，开一个龙胆泻肝丸，让病人吃一次就好了，气就下来了，因此加苍耳子，就专治耳朵嗡嗡响；加木贼草，就治疗眼睛胀；加辛夷花，就治疗喝完酒以后酒渣鼻、鼻塞。随你引药而去牵使。

龙胆草得柴胡，可以治疗目疾，这个前面讲过了。

龙胆草得防风可治小儿盗汗，即阴虚火旺，虚热汗出。

龙胆草得大麦芽，可以治疗黄疸、谷疸。

龙胆草得鸡子清，可以治疗伤寒发狂。

拌猪胆汁的龙胆草，可以治疗病后盗汗。若生完病以后，就不断地盗汗、冒汗，用龙胆草拌猪胆汁。

盗汗，常人认为是阴虚火旺，五脏六腑之火都是肝引起的，木能生火嘛。

所以你用增液汤怎么也降不了它的火，那是因为你用“扬汤止沸，不如釜底抽薪”，龙胆草就是将肝胆火，木火给抽掉了，水就沸腾不起来了。

龙胆草生用，专门下行清利膀胱火；酒炒，专门上行清利五官火；蜜制，专门停在中焦，清利脾胃之火；猪胆汁炒，可以降火且速度非常快。

一般上虚之人不要空腹服，要饭后服，为什么？虚人如果空腹服这些良药，他会出现什么现象，五个字——令人尿不尽。

因为它太苦了，太苦则下泻，又大损胃气，故无实火者禁用。

龙胆草跟茵陈、栀子、大黄联用，真的是治黄疸如神，特别是极黄。

龙胆草跟苦参、黄柏、车前子联用，治阴囊阴肿，白带湿疹、湿臭如神。

龙胆草跟钩藤、黄连、牛黄联用，治肝热极生风，惊厥抽搐如神。所以有一个凉惊丸就是这样的，凉降肝胆以后，就不会惊厥抽风了。

治雀盲，夜不见物，就是白天能看到东西，晚上就看不到，用龙胆草 1 两，黄连 1 两，两味药打成粉末，将粉末拌在羊肝里头服用，可以迅速让你的眼目重新生光辉。

第14讲

瞿麦、鳖甲

瞿麦利膀胱之淋。

瞿麦是一种可以观赏的植物，中医药里有一些花草，养在家里，闲时可以观赏，急时可以治病伤。

瞿麦主要用于小便短赤，淋漓涩痛，最著名的就是八正散，以瞿麦、萹蓄为君臣二药，治疗淋漓涩痛的尿道炎、尿道结石，但是孕妇禁用，因为它开破利尿之功太大了。

《神农本草经》讲，关格诸癃结，瞿麦可主之。

关格是什么？上面喝不进，下面拉不出，堵住了，此症瞿麦可以开结。

瞿者，有四通八达之意，它主要通水路。

所以老师认为，瞿麦就是人体的“珠三角”。

像小武讲的，前列腺在人体下面是“最富有”的腺体，是最兴旺的，但也是最容易造成污染的，因为浊阴也归到下面去，所以瞿麦配冬瓜子、白术、黄芪，可以治疗前列腺积液、囊肿，可以去前列腺的“坏水”。

不要只知道车前子止泻利小便，瞿麦也可以利小便的。

瞿麦还可以消炎肿痛，配菊花可以将眼睛里的“热水”分利到膀胱里去，因为膀胱经通过后背一直管到前面的眼睛，利膀胱呢，就可以减轻眼内压。

所以有些人久看手机，发生了眼内压偏高胀痛，就可以用瞿麦、菊花。

怎么吃这个菊花、枸杞子，眼睛还是胀，再加点瞿麦。你看为什么车前子止泻利小便兮尤能明目，目为什么暗不明？因为浊阴阻窍，那么车前子利水走浊窍，浊阴利走了，它自然就会恢复清亮。

瞿麦有个厉害之处，它入血分可以破血通经，可以治疗闭经，所以桂枝茯苓丸配合瞿麦，可以治疗血瘀闭经，为什么？用《黄帝内经》来解释，为何利水的药可以破血通经？血不利则为水。血瘀以后，局部会水肿，疏通了水肿，瘀血也会散。

什么叫水，什么叫血？看我们江河流域，上半层清晰的是什么？水。下半层浊浊的呢？就是泥沙，带污垢，浑浊的为血。

假如将下面的浊垢利走，我们要怎么办？发大水，所以利水即活血。老师最喜欢用的就是益母草。

黄芪、益母草、川芎，你看水肿过后，脚都变黑了，有瘀血，就是病人的“江河”里头有积水，下面又有很多泥沙，那么你就把下水库收住，然后上面再放水，下水库储够了，然后利水以后呢，水就流动了，同时带动江底那些污浊流动。说白了，就是冲厕所，拉出来的大便就是瘀血，黏在粪桶上，一桶水冲下去，就是利水，利水它就带动那些瘀血，就是活血，把瘀血给活走了。

你发现便池上还黏有一些便垢，那就要用一些破积药了，如皂角刺、穿破石、杠板归，都是带刺的药。

老师治疗过一例脚肿，病人没法迈过门槛，小腿都是血丝，好多的瘀血，我说用补中益气汤，让他气足，脚提不起来，用补中益气汤让脚提起来。

用生脉饮，补够水，然后呢，再用水肿三药——黄芪、益母草、川芎，七剂药吃下去，脚肿全部退掉，像正常人一样。

《本草备要》讲，瞿麦乃治淋要药。

五淋大抵属湿热，湿热宜用八正散。

如果尿涩痛带血，就要加凉血止血要药——大小蓟。

如果尿浑浊，叫膏淋，就要补肾，不可以专门独泻。

如果老年人气虚腿无力，要加人参、黄芪，利水的时候兼补益，利而不虚。

如果产后尿淋漓涩痛，除了用瞿麦之外，还要加一味既能活血又能利水的药，什么药？益母草，刚才讲过了。

所以有些产后肿胀的病人，排恶露用生化汤可以，但是她还有肿呢，那就要利水，加点瞿麦、蒲黄、益母草，这个就是非常完美的生化汤。

为什么生化汤没有瞿麦，因为不是每个妇人生完孩子以后，脚都肿的，如果脚肿的，你就加瞿麦，脚不肿的，不加。

陈某，小便淋漓涩痛，最后点滴不通，脉象沉而没力。大家记住，沉而有力或者弦而数，说明身体里面有结，就用八正散。现在沉而没力怎么办？栝楼瞿麦汤。

用天花粉、山药来滋养阴液，瞿麦、茯苓利水，再加点附片，因为脉象沉而无力，附片就可以补充它的力量，服三剂，小便涌出如泉。

张某，女，50岁，在外贸局工作，平时伙食非常好，素体肥硕，四肢浮肿，居然一年多，慢慢地无力排小便了，胃口也差了，脉象切下去，沉缓没力。沉缓没力的脉象属于亏虚，属于何脏何腑亏虚？沉主肾主骨，缓而无力者，主脾虚也。

脾主力气嘛！脾主肌肉。甘甜益力生肌肉。

所以该病人是脾肾阳虚，不能化水，那怎么办？还是用栝楼瞿麦丸，加附片。栝楼瞿麦丸是治疗体虚水肿一个非常好的方子。

喝下去，不单肿退了，还减肥了。

北京一个医院的李大夫，他治疗疾病数十年，非常擅长用单味中药瞿麦治囊肿，无论肝囊肿、卵巢囊肿、甲状腺囊肿、胰腺囊肿，都可以治。在余老师看来，囊肿就是什么？积水，一沓水积在某个部位，叫囊肿，就像把气球装满水，叫作囊。

每日用瞿麦50克，煎汤代茶饮，治疗多种囊肿，尤其卵巢囊肿和甲状腺囊肿，效果最好。

为什么瞿麦最有效？

因为瞿麦，“瞿”字是沟通，四通八达。人体最四通八达的经络是哪条？肝经。五脏的哪个脏是最疏通经络的？肝脏。所以瞿麦通肝。五谷里头，哪个谷是通肝的？麦。

麦有东方生发之义，瞿麦一柄直上，秉厥阴少阳，木气最旺，四通八达。

所以瞿麦对肝之象，肝囊肿、甲状腺囊肿、卵巢囊肿，效果最好。

因为肝经上至咽头目，中胁肋，下络阴器，阴器就是生长生发的地方。

张某，女，30岁，结婚三年，未孕，经B超检查，诊断为双侧卵巢囊肿。医院告知需要手术，但病人不想手术，于是找到李老，李老就用瞿麦50克，水煎代茶饮。服一个月，囊肿略微缩小；服两个月，明显缩小；续服半年，全部消失，后来怀孕，足月顺产一男婴，随访多年，囊肿没有复发。

湿疹瘙痒，单味瞿麦煎水外洗，就可以治好。若觉得药效不够，加蛇床子、地肤子。如果是最顽固的湿疹瘙痒，可以用乌梅丸，那么大的蛔虫都很怕它，何况普通的湿痒小虫呢？那不在话下。

以后如果碰到顽固的癣疾瘙痒，虫蚀阴道，还有各种乱七八糟的虫痒，一定要注重饮食，记住不要乱吃东西，乱吃容易复发。药用乌梅丸加瞿麦、地肤子、白鲜皮，无往不利，无出其右。

这是大招，用在经过各种治疗都没效果的时候。再用此方煎汤来外洗，非常有效。

对于小便不利，又很渴，下面水利不出来，都是水湿，上面又干燥，不能气化。

张仲景创立了一个栝楼瞿麦丸，就用天花粉滋上面阴液，茯苓通利三焦，山药补肺脾肾之阴液，再用附子蒸腾气化，配合瞿麦。

栝楼瞿麦丸是《金匮要略》治疗糖尿病小便不利的一个奇方，后世研究这里面每一味药都可以降血糖。

黄疸也可以用瞿麦，因为利水就可以走黄，无论水搅得有多黄浊，只要它是流通的，它就会清。

有句口诀叫“抠成的疮，睡成的病，水流百步能自净”。

抠成的疮，是指抠青春痘容易形成疮。

睡成的病，懒觉睡多了，经脉闭塞了，什么事都干不了。中风还废不了一个人，但是懒可以将一个人废掉。所谓“身瘫不可怕，意瘫最可怕”。

别看眼前的水是浑浊的，但只要这是长流水，百步以外就是清澈的。

黄疸是什么意思？血液浊阴重，泛黄了。还有疔疮走黄，就是黄水都泛到血液里头，本来人应该白里透红的，但黄疸病人却黄里透黑，黄浊了，这些黄水从哪里走呢？膀胱。

所以治黄疸的药方里头，没有不重用利小便的，无论是温利，还是凉利，总之就得利。

黄家所得，从湿得之。

治黄疸不利湿，非其正治也。

为什么利湿？老师就刚才一句话，“水流百步能自净”，无论上游多么黄，只要水流通了，等三分钟就清了。

所以治疗身体的浊阴上泛，有两招，一招就是安神定志，所以为什么很多药方里头用朱砂，镇心安神，它就可以像明矾一样，将浊阴往下降。但是明矾的作用只是降，并没有排。第二招就是排湿，所以朱砂安神丸里头必有一味排湿的药，无与伦比排湿良药，就是茯苓，所以必须要用点茯苓去治，为什么呢？因为茯苓可流通三焦，所以如果体内有湿的，就慢慢吃茯苓，长期有耐性地吃茯苓丸。

如果你只会用瞿麦粉治黄疸，那真是小瞧中医了。

有个学生学过以后，他用瞿麦加到四物汤里头，消脸上的斑特效，为什么呢？斑不就是黄浊嘛，黄褐斑怎么办？平时用点四物汤加点利水的，如果觉得瞿麦凶一点，那就用平淡一点的茯苓，总之就加一点进去，三焦水道一通畅，脸色就好看。所以治疗这个黄疸，心神烦闷，常用《奇效良方》的瞿麦散。

《奇效良方》这本书太厉害了，治痒六味也是从这本书来的。

“威灵甘草石菖蒲，苦参胡麻何首乌。药末二钱酒一碗，浑身瘙痒一时除。”

还有一个立效散，属于局方，大小便闭塞都不通，怎么办？用瞿麦配栀子、炙甘草，通利大小便，除下焦结热，这叫立效散。就是服用下去，立马见效，所以方名敢起立效散，必是非同凡响，像倚马可待，倚马千言一样。

鳖甲治疟而治癖。

鳖甲能够滋阴潜阳、退热除蒸、软坚散结。

为什么能滋阴潜阳？虽然鳖动得很厉害，但它可以潜在泥沙里头好久不起来，所以它是潜阳药，所以高热不退，用青蒿、鳖甲，鳖甲可把青蒿带到骨头里去，骨头里热就靠青蒿清掉。一般青蒿只能清肌表的热，清不到骨头的热，因为青蒿质地太轻了，而鳖甲是沉的。

如果碰到最顽固的更年期综合征，可以当作骨蒸劳热，用蒿芩清胆汤。

鳖甲为什么能软坚散结？咸能软坚，它的味是咸的，这是一个。第二，顽固的深层次的泥巴，它可以钻进去。

有水的时候看到好多鳖，抽干泥水后一只也看不到，因为全部都潜到土里去了，普通的鱼就潜不了，只能在水里，鳖就可以潜进去。

所以它可以破癥瘕积聚。

张仲景的鳖甲煎丸比较厉害，专治疗肝脾肿大。普通的气结，用柴胡疏肝散、逍遥散，重一点的，用越鞠丸，再重一点气结成癖块的，用鳖甲煎丸。最重的呢，用大黄䗪虫丸。

所以对这个结字，要好好地把握。普通的气结，重一点的血结，再重一点的积结，再顽固的癖结。

所以癖结的话，鳖甲要出马了，治疟而治癖，癖结，即非常顽固的硬疙瘩。

《神农本草经》讲，鳖甲可以去息肉。

老师上一次治疗一例胆囊息肉，病人说吃了三十剂药，胆囊息肉没了。

他胆结石还在，息肉却没了。

我就是用四逆散灵活加减，当时还没有动用鳖甲，动用鳖甲它就不是三十剂药，而是五剂药。

我用四逆散加消息肉的药，如威灵仙、桑枝、乌梅，这个非常好。

鳖甲蚀痔恶肉，得了这个痔疮，恶肉，它都可以把它消掉。鳖甲一般研末调服效果最好，入汤剂，既浪费药材，也不得其力，总之效果没那么好。

所以运用虫类药，想要运用它的效果呢，又要珍惜药物资源，最好打粉，不要浪费了。

《本草纲目》讲，鳖，又叫甲鱼，还叫团鱼，一团和气。凡是呈团的，比如番薯、土豆等，气比较足，带尖的就比较凶猛善破积。

有一样东西，既带尖，也带团，是什么？那就是鳖，它平时收进去，一团和气，等它一露出来，吃虾米不吐骨头的，非常凶，丢下去就被吃掉了。

所以它集这个尖锐攻破，跟团结补中于一体，取其象。我看古医书没有这样取过象，老师是首创。

为什么？它一旦露出手脚的时候，四面八方就像刺猬一样，这个鳖头是尖锐的，就出来了，它收缩的时候，就是一个团，非常安静，静就可以滋阴潜阳，它一旦动的时候就可以软坚散结，很少药物阴阳两边“通吃”的。

鳖甲醉能使之醒，就是一个人酒醉了，可以使他醒过来，也就是说，适当用柴胡配鳖甲，或青蒿配鳖甲，可以治疗酒精肝。

醒能使之醉，有些人吃了鳖甲煎汤后，昏昏欲睡，为什么？团鱼，让你五脏六腑都团结紧密，不会阴虚阳亢，困意就来了。

饥能使之饱，你平时饥肠辘辘，一天不吃四五顿不行，这鳖甲一下去，三顿就够了，奇珍异兽，饥能使之饱。

饱能使之饥，平时饱腻，吃不进东西，为什么饱而不知饥？因为体内有一些滞塞经络的东西，鳖甲能让你奇经八脉通畅，又饿起来。

它的特点就是疏通而不泄气，它的味道是甘甜能补益，所以既有功，又有德，既可以开通，又可以补益。

鳖甲是治疟要药，但是现在已经不用它了，因为现在有青蒿，青蒿是治疟神药，所以要药碰上神药了，会差那么一点点。

但是要药也很紧要啊，青蒿治疗急性疟疾寒战高热，疗效佳。但是疟疾日久形成癖积的，还得用鳖甲。

《中医验方汇选》讲了一个案例，刘某，男，25 岁，疟疾日久，寒战高热，面黄肌瘦，没胃口，反复治疗未痊愈，因此卧病不起。后来听医者讲，单味鳖甲研粉，每服 3 钱，每日三次，白开水冲下，连服三周，胃口开，食量增，身体壮，气色好，疟疾痊愈，起床工作。

单味鳖甲，也是一锤定音方。

南京名医张简斋经验用法：鳖甲、牡蛎、海螵蛸，三味药打粉，都是软坚散结的，最擅长治疗乳癖、瘿瘤、痞积。乳癖是什么？即乳房里的结块；瘿瘤呢，是脖子里头的结块；痞积，肠道脾胃里的结块。

花溪有一位小学教师，患甲状腺瘤，不愿意做手术，瘤越来越大，慢慢地和鸡蛋一样大，怎么办？

以柴胡疏肝散为基础，加鳖甲、牡蛎跟海螵蛸，灵活调整，用药三个多月，结节，先是变软，后来变小，再后来消失，痊愈了。

又有一位子宫肌瘤病人，小腹胀痛，阴道常出血。

怎么办？听说这医生也很厉害，用桃红四物汤、四君子汤再加鳖甲、牡蛎、海螵蛸，十剂药，小腹胀痛消失，不再出血，子宫肌瘤没有了。

看到没有，平和的桃红四物汤跟四君子汤，一配上猛将，鳖甲、牡蛎、海螵蛸，它们三个就像是三大将张飞、关羽、赵云，五虎将里头，出三将就不得了了。

四君子汤是什么？就是萧何，给你搬运粮草的。

桃红四物汤就是疏通障碍，疏通血管，扫清路障；四君子汤就是后备能量；然后牡蛎、鳖甲、海螵蛸就是“先锋部队”。

既然鳖甲那么厉害，哪方面疾病我们可以用它？其他药无能的时候，才可以考虑用动物药，所以老师用动物药的标准就是，当所有草木药我都用过，疗效甚微，我才会考虑动物药，我绝对不会贪功进取，当草木药还有办法，你用动物药，就是有伤天和。

像噎嗝、食管癌，还有幽门贲门梗阻，都是死症。

一病人，诊断幽门梗阻三年多，呕吐，痰涎，吃一点就吐出来，根本没法吃东西，日渐消瘦。

医生说要动手术。

有人介绍试着用汤药，开了升麻鳖甲汤，升麻配鳖甲，一般上半身的一些包块，就用升麻、鳖甲，不然只吃鳖甲，女的包块跑子宫去了，男的包块就跑生殖器去了，下面有包块，鳖甲先消，有药力再来消上面的，所以我们用升麻把它带到上面来，升麻配鳖甲，专消幽门、贲门、食道这些部位的结块。

升麻鳖甲汤用三剂，就能吃东西了，然后在原方上加半夏，服六剂，感到梗阻好像一下吞到肚子里去了，从此吃东西没问题，再一检查，发现幽门不梗阻了。

以前的鳖甲为什么有那么好的效果，因为以前的鳖甲身经百战，现在的鳖甲养尊处优，有其形没其气。

最厉害的，莫过于热病后期，阴虚阳亢风动，用二甲复脉汤、三甲复脉汤。都是用到这个带甲的，为什么？人高热后，手会发抖，不要紧，动物里头，最能耐得住性子的是什么？龟、鳖、牡蛎，牡蛎在水里它可以十天都不动一下，是最能耐得住性子的，所以躁动时，想要安静下来，找牡蛎。

一些热病后期，人躁动的时候，我一般不选龙骨，用龙骨可以发挥十成的效果，但是我用牡蛎，有三成的效果，我用三次，不就等于十成的效果吗？

所以当高热退了，还有小热老不退，手还在抖，可以用二甲复脉汤、三甲复脉汤滋阴潜阳，吃下去，脉一复，就没事了。

第15讲

龟板、茵陈

龟板补阴而补心。

龟板常与鳖甲相须为用，经常是以药对形式出现。

鳖甲偏于破结，所以它治疟也治癖，癖就是痰癖、癖块。百病都由痰作祟，痰怎么作祟呢？它通过凝成结块，在身体里“安家落户”，停留日久，尤其擅长在独处藏奸，还有一个至虚藏奸，鳖甲就可以钻进去。

如果鳖甲是偏于破的，那龟板就偏于补。

《神农本草经》讲，龟有一个最为重要的，其他药所难以匹及的功效，即主小儿囟门不合，就是小儿发育中的五迟，即立迟、行迟、发迟、齿迟和语迟，就是一个天生的早衰儿，发育不良，先天不足人，怎么办呢？峻补先天，就用龟板。这是它独特于其他药的功效，它就是脑袋壳。

《神农本草经读》讲，龟居水中，性能够胜湿，甲属于质硬之物，主坚强，它可以健四肢，让四肢牢固有力。如果四肢疲重衰弱，难以上举，这个时候可以考虑用它。

《神农本草经》讲，龟板主治漏下赤白，因为龟板有封藏之义，所以在邪气去得差不多的时候才可以用它，它可以封藏。

《中医临证医案研读》记载，龟板治汗证。

75岁的韩某，经常上半身大汗不止，每年七八月份，严重得从早到晚换衣服都没有用，终日汗透衣被，多方求医乏效，后来呢，该病人因为汗证都坐轮椅了，面白神疲，即使空调调到24℃，头顶上还在掉汗珠，怎么办？

病人脉象细数，细数脉是什么脉？摸下去，细细的好像江河无水。数脉呢？数脉就像锅内鼎沸，你发现锅内无水，水位下陷，然后又不断在滚。所以一切下去，脉象像拉成一条线一样，它带点点微弦，但是又不是全弦，弦脉比较大，细脉就细小，小而快，叫细数脉，说明气血津液不足，阴液物质不足不冲，它就变小了，数就是阳亢。大家以后切到这种脉象的时候，就要记住了，养阴药就非常管用了。

病人多年流汗，汗为心之液，它的心脉都流空了，所以它呈现细象，为什么数？告急了，血不够了，这时就用滋阴降火，清热除蒸的药方，大补阴丸加青蒿鳖甲煎，服用三周后，汗减少，热势退，第五次复诊以后，乃至第六次复诊，大汗止，多年病得愈。

所以有的时候，不能只拘泥于自汗，气虚自汗，重用黄芪，想不到一切脉，脉细数，是真阴亏虚证，要用龟板，为什么？补阴又补心，就是一补阴液，一补心，心主血脉的能力就加强了。

凭什么选龟板？因为其他补阴补心之药，收敛固密之功不如龟板，所以龟板还起盾牌的作用，像忍者神龟一样可挡住一切攻击。

龟板可以让身体固密，所以这个“金钟罩”又破又漏，刚才讲的，漏下赤白，漏下不单是指赤白带下，或者泻下，汗不断地往外漏，往下滴，也是漏下之象，流口水也是，用制过的龟板，照样可以巩固，炮制过的龟板温中，再凭借龟壳固密，铁锤都敲不开，谓之固密。

这是我读过的案例里最厉害的汗证，空调调到24℃，汗水还不断往下滴，最后靠青蒿鳖甲煎加大补阴丸，龟鳖同用来收尾。

从这个案例可以领悟到，大家将来碰到最顽固的汗证，夏天的汗出如水，吃顿饭从头湿到脚，记住用补阴而补心的龟板。

龟板可以增强卫表的金钟罩能力，玉屏风散里没有龟板，它的屏风是什么？它的屏风就是竹篱茅舍屏风，防君子不防小人的，但是一旦加龟板进去，它的屏风是什么？盾牌，钢筋铁管屏风，小人你都进不去了，虚邪贼风你也进不去，就像我们刚开始做的寮棚，用竹子做的，结果东西老被人家偷，这玉屏风散还不够意思，哎呀，加龟板下去，我们用这个钢条铁丝来做的，别人就不容易偷到了。

《得配本草》讲到，龟板治人咬伤疮。这个病我估计大家一辈子都很难看到，就是人跟人打架了，觉得拳头没力了，就相互咬对方，然后咬到的部位就红肿热痛，发疮，用这个龟板，烧灰研成粉末，敷上去，专门治疗人咬伤，这个说明是有奇效的，不然不会记载在古籍上。

龟板配合枳壳，可以开产门，为何？因为产门是胎儿娩出的通道，产门附近还有一个交骨，有一个交骨散，是开交骨的，使下面的骨可以打开来，配合枳壳呢，宽中下气，使胎儿顺利娩出。

开产门，生产孩子用的是什么？一元三歧，用的是任脉的力，用的是骨劲，所以这个龟板进去，可以引药入骨。

龟板配杜仲，可以止顽固的泻痢，现代研究发现，好多高血压病人，只通经络，降肝火，效果不理想，还得干什么？补肝肾。高血压一般哪个年龄阶段容易得，中老年人。什么状态下容易得高血压？嗜食肥甘厚腻的人，所以这种高血压要用二陈汤化他的油脂。还有一种情绪激动的，要用天麻钩藤饮平息肝阳，还有阴虚阳亢的，年老的，熬夜的，一听病人是老年人，有个特点，什么特点？就像老树干枯一样，没有弹性，嫩枝有弹性，老树干枯易脆断，这种叫阴虚阳亢型高血压，刚才讲到了，摸到脉，细弦带数的，一切到这种脉，记住，就要育阴潜阳，那用什么呢？用决明子、牡蛎、生地、龟板。

古代的一位医家喻嘉言，他观察池塘，发现有介类的池塘，暴雨闪电以后，鱼很少跳出塘来。什么叫介类？即贝壳类，或者龟鳖类，是让人安神定志的。

他观察发现，有灵龟的池塘，即使打雷闪电，甚至池塘水漫出来，鱼潜下去，不肯往外走，相反少介类的池塘，一旦暴雨打雷的时候，那鱼扑通一下就跳出去了。

观大自然的机理就知道，介类可以潜阳，打雷闪电就是阳亢，阳亢鱼就受不了了，它就跳出去，所以阳亢血压往上跳。有些病人，偏头额角跳动，不要紧，我们有龙胆草，可以止上面跳动，还有龟板，可滋阴潜阳。

现代研究发现，通过大补肾阴，可以让高血压明显下降，所以大家必须研究天麻钩藤饮，“天麻钩藤石决明，栀杜寄膝与苓”，用杜仲、牛膝都是壮补腰肾的，腰肾一补够，人就有年轻之象，血压就平稳了，这个龟板就起到潜阳下行的功效。

热病伤阴，就是发高热，身体消耗很多水分以后，血液就来补充，血液不够就血虚了，血虚了会怎样？血虚则生风，血虚以后，手好像不听使唤地抖。

老师曾治一例长期熬夜用电脑的病人，他说他的手会自动无风自摇，怎么办？

我一切脉，细数，真阴亏少，直接用六味地黄汤，吃了一周左右，手就不抖了，我还没给他加这个龟板，如果加了龟板，会好得更快。

此病例为阴虚火旺，用六味地黄汤，火旺得再厉害的，就加知母、黄柏因此见到表现为头晕目眩，心烦作呕，甚至手不听使唤抖动的病症，我们就要用一些鳖、龟板等育阴潜阳的甲壳类药。

有些人脾气很大，不要紧，用酸枣仁汤加育阴潜阳的药，如龟板、鳖甲、牡蛎，这阴液养足以后，脾气就不暴躁了。

严重的阴血亏少后出现心惊胆战、失眠健忘的症状，龟板、龙骨、菖蒲、远志同用，就是所谓的孔圣枕中丹，这个是金标状元汤了，有助于学习，有助于提高记忆力的，因为它是开心窍跟壮骨连在一起。

龙骨、牡蛎其实不是在补钙，不是去补充看得见的物质，而是加强肾的封藏能力。

比如说，一个人饥饿了，给他一个馒头，那就是补钙，他吃了，诶，好一点了，但是如果缺乏馒头，第二顿又饥饿了。一个人饥饿了，叫他到码头做搬运工，这批搬完了，就可以赚到二十个馒头，然后第二次再给他介绍，让他成为稳定的搬运工，你没有给他任何馒头，但是他从此不缺馒头。

这就是封藏能力加强，所以中药世界里头，完全可以体现究竟是补封藏，还是补肾精。

中老年人站不起来，得了痿证。《病因赋》上讲“痿证不足与湿热”，有个汤方就专门治不足与湿热，你看先痿弱没力了，站不起来，肯定不足，不足了，坐久了以后，排泄不利，又缺乏发汗，那身体就湿热停积了。

所以痿证一般不是单纯的实证或虚证，它是因虚而致瘀，而后瘀久就化为湿热，所以以湿热为标，以真阴亏损为本，你看古人怎么设计良方，用什么丸？虎潜丸。

虎潜丸是由虎骨、龟板、熟地、黄柏组成，这里最妙的不是虎骨、熟地、龟板，因为这些补阴补真髓的药呢，谁都会开，但是它独开了一位黄柏，黄柏是祛湿热的，熟地、虎骨、龟板是补不足的，所以“痿证不足与湿热”，正好虎潜丸就体现了《病因赋》的治法。

有个小伙子，他像个小老头一样，面容无神。他说他一周遗精三次，他说“精满则溢”，应该是正常的。

我笑了，中医叫“精满不思淫”，不要被这句古语误了，不是“精满则溢”，精满以后，它就会上达大离，大脑就会很有智慧，不会轻易邪淫。就是俗话常讲的，半桶水好嘎，好奔来晃去的，满瓶水就不响，半瓶水就叮当响。

那怎么办呢？我们只需要将水饮补足即可，所以遗精盗汗，只要脉象细数的，用一个汤方，无不应收取效，什么汤方？大补阴丸。

它用的就是熟地、龟板，跟知母、黄柏。

知母、黄柏，可以去其数脉；熟地跟龟板，可以去其细脉。熟地、龟板，让细脉变大；知母、黄柏让数脉变缓。这是就典型的滋阴清热，同时实现了“扬汤止沸”跟“釜底抽薪”。

扬汤止沸是什么药？壮水第一药——熟地，加上龟板，就扬汤止沸；釜底抽薪，就是知母、黄柏，黄柏可以利尿，这火气就跑掉了，知母降金生水，所以这主药专治阴虚火旺，无论最难治的阴虚火旺，甚至肿瘤热，骨蒸潮热，最后晚上睡下去，汗就飙出来，这个精就流出来了，这到后期了，五劳七伤，伤到真阴去了就用这个方子，无出其右。

有谁能够解方，解到老师这样，大补阴丸，居然专治精华不够，又昂头仰面骄傲不谦虚的人，真阴一补足，他就闷声发大财了，那不会乱道的。

茵陈治黄疸而利水。

我们讲了，为何利水的药，大都能退黄，因为使三焦水液流动以后，水就会清澈，水一不流动就乌暗，同样刘屋桥江边呢，水流动了，就清澈，这拐角呢，只要是死水的，三天它就乌暗了，十天它就慢慢带点微臭味了。

所以黄疸就是血液循环不够顺畅的体现，那茵陈治黄疸用四个字形容，就是无出其右，无往不利，无药可替。

就是没有药可以代替茵陈治黄疸的作用了，无论是阳黄还是阴黄。阳黄就是黄得像橘子色很鲜艳的，脉象有力，为实证，用茵陈配大黄、栀子。

阴黄呢，颜色是晦暗的，病人好像面目蒙一层灰一样，是蜡黄的，萎黄的。这个黄你问他是不是很久了，他说对，你就要用茵陈配附子、干姜，即附子理中丸，加茵陈，黄疸就会慢慢褪去。

所以茵陈是转黄药，它主入肝、胆、脾、胃经。上好茵陈叫绵茵陈，为春天三月的茵陈，“三月茵陈四月蒿，五月六月当柴烧”。

三月茵陈四月蒿，三四月的时候，露出来的茵陈苗尖，最具少阳之气，能疏肝解郁，五六月已经硬邦邦了，疏不了，所以排浊功能就减退了。

茵陈，苗经冬而不死，新的生机从旧苗里头突破，它就效仿这个推陈出新。

茵陈即在陈旧的枯苗上面，突破出生机来。

茵陈一般有两种，叶细如青蒿者，叫绵茵陈，专擅长利水退黄，乃黄疸要药；一个身子像铃铛一样的，叫山茵陈，又叫角茵陈，可以杀虫，治疗疮痈。

一味茵陈就相当于小柴胡汤了，为什么呢？因为它集疏肝解郁跟降胆火于一体。

《名医别录》讲，通身发黄，小便不利，茵陈主之。

在古籍中记载，茵陈擅长令胆汁入小肠之路毫无梗阻，这句话说明茵陈可治疗胆结石、胆囊壁毛糙。

所以余老师一切到脉象左关郁粗，就是胆囊壁毛糙；如果有结如豆呢，一般胆囊胆管周围就有结石了。

胆囊胆管周围有结石堵住了，怎么办呢？茵陈此药能利小肠到胆之间的道路，使其保持通畅毫无梗阻。

人体胆管太细小了，一堵塞，就容易出大问题。现代研究，香附、木香、郁金，这三味药能够横行胆管，任选出一两味药来，再配茵陈，就可以使胆道里的浊阴排到小肠。

为什么用颠倒木金丸？人一生气，是不是气被颠倒了，木香配郁金，即颠倒木金丸，如果再配香附，胆汁可以源源不断地从胆道输送到小肠，所以它可助消化，中医助消化，用山楂、神曲、麦芽，如果还不够，加点茵陈、木香、郁金，或者香附，你发现一疏肝以后呢，小肠消化速度就增强，这叫木能疏土。

有一位黄疸型肝炎的病人，黄疸指数飙高，发热近39℃。

一般黄疸型肝炎有什么特点？看到油的东西就恶心不想吃，中焦堵塞了。如果发现自己有段日子一看到油的就呕吐不想吃了，小心肝脏出问题，赶紧早睡早起疏肝解郁去。

然后此人从头到脚都发黄，小便短赤，刘渡舟刘老就用茵陈、栀子、大黄，茵陈30克，栀子、大黄各9克，再配进小柴胡汤。

三剂后，大小便通利，黄毒从二便去，退下来了，再服三剂，病去若失。

小柴胡汤配茵陈蒿汤，就可以疏肝利胆，利湿退黄。

小柴胡汤能让表里通，茵陈蒿汤能让上下通，所以这个方子就是调表里上下的，非常厉害。

一病人口腔溃疡三个月，广泛溃烂，灼热疼痛，屡治乏效，咽干口燥，大便秘结，舌苔黄腻。舌苔就是肠胃的晴雨表，腻乃有湿，黄一般有热，既湿又热的，用退湿热奇方——茵陈蒿汤。

用茵陈蒿汤，配合丹皮、生地和薏苡仁，三剂呢，舌头肿大，就缩下来好转了，溃疡也收口了，十二剂痊愈。

所以有些舌体胖大的，是水湿为患，舌苔发黄，脉象带数的，又有热，总体是湿热为患，用茵陈蒿汤。

无论长口疮溃疡，口臭，还是头痛，都可以用这个方子。

林某，全身起疙瘩瘙痒三天，找不到原因，一抓下去就是血痕，密集成片，用激素之类的药治疗，控制不了。

脉象滑数，滑一般有湿有痰，数一般有热，舌苔黄腻，典型的湿热为患，他又是急性起病，急性都属于火。

用清热利湿通腑法稍佐以疏风解郁，就茵陈蒿汤配荆芥、防风，五味药，连服三剂，风团消失。

茵陈蒿汤配合荆芥、防风，可以治疗皮肤湿疹湿热。

我们来看《得配本草》的记载。

茵陈配干姜、附子，治阴黄。

茵陈配白鲜皮、栀子、大黄，一般治阳黄。

茵陈配车前子、木通，治小便黄、不利。

茵陈配知母、黄柏，治火黄。

茵陈配枳实、山楂，治食积发黄。

茵陈配苍术、厚朴，也就是平胃散，治疗湿气在肠胃发黄。

茵陈配桃仁、红花，治疗血黄。什么叫血黄，比如有些人去打架，被别人打了一拳以后，胃口不好，脸色就暗黄，叫血黄。

有些孩子，不爱吃饭，面色萎黄，叫食黄，那我们也可以用保和丸加茵陈。

有些人就喜欢吃油腻的东西，导致体内很多痰湿，叫痰黄，我们就用二陈汤加茵陈。

眼热红肿，用茵陈、车前子等分煎汤，细茶调服，数次即愈。眼内压偏高，红肿热痛的，也可以用茵陈配车前子。

遍身风痒，生疥疮，茵陈不计多少，煮浓汁洗之，出自《备急千金要方》。到药店里买茵陈煮水，尽量煮浓一点，煮了以后，放到保温瓶里头，用毛巾蘸湿来洗身体疮疡，就可以退掉，因为疮痒大都是什么？疮痈原是火毒生。火毒一般是归于肝胆火，茵陈是退肝胆火。

老师碰到有几例小孩子，就是在他发育过程中，始终像蝉蜕一样，表层这些黄壳退不了，皮肤色黄，其他都正常。

小儿妈妈问："怎么办？"

我说："你去药店买茵陈来煮水。"

买了一次，她说："怎么这么便宜？一次买了十斤八斤，一斤两斤地熬，用完以后，黄就退下来了。"

茵陈洗身可以去黄疮。

《圣济总录》讲到，用茵陈蒿散，即茵陈蒿 1 两，荷叶半两，捣细筛为散末，每次 1 钱，用放凉的蜜水来调服，可以治疗风疹瘙痒，皮肤肿痒。

为什么荷叶配茵陈，还要用蜜？荷叶可降脂，它跟一般的山楂不一样，山楂是把脂肪消掉达到降脂的目的，荷叶叶片从淤泥里头直接一茎直升带清阳的，所以它是升清阳而降浊阴。

所以有些血脂高，头又晕的病人，清阳不升，浊阴不降，可用荷叶升清阳。

茵陈疏肝解郁，又利胆退黄降浊，往下走，再配蜜起润滑的作用，解五脏毒，三味药一升一降，以养其真。

荷叶顺其性，升清阳。

茵陈降其浊，排其毒。

蜜养其真，使药物更润滑。

这三味药合在一起，就是茵陈蒿散，专门治疗皮肤瘙痒。

第16讲

香　薷

香薷治霍乱并祛暑风。

香薷有一个美称，叫夏月麻黄。

夏天毛孔开，汗易泄，表证用麻黄，恐发汗过度，用香薷则比较温和，而且香薷有麻黄没有的作用——化湿。

芳香能升清气，清气升则浊阴降。

香类药大都能行气，香类药大都是辛味的，辛能行，所以香类药能够行气开胃。

香薷不只是治霍乱以清襟，或者疗夏月之外感，少量地用，还有助于加强胃蠕动，因为芳香冲动。

香薷还能疏肝解郁。

麻黄解郁，妙在宣肺。

有一位老先生，他治疗好多例抑郁症，发现无论怎么用疏肝解郁的逍遥散、柴胡疏肝散、六郁汤，都不够理想，发现一旦配点麻黄进去，病家的口碑就来了。

这是什么道理呢？诸气膹郁，皆属于肺。肺朝百脉，麻黄解郁，妙在宣肺，所以以后自制逍遥丸的时候，可试着在里面加一些发汗解表的麻黄。

香薷常用于暑湿感冒，甚至带脚肿伴小便不利的。

因为它外可以发汗解表，内可以芳香醒脾胃。

薷，慢慢蠕动，五脏六腑，哪个脏腑是蠕动的？肠胃。心就像跑马，肾呢？就是龟缩，肺呢？像风箱，肝呢？肝像柳叶柳条。肠胃是蠕动的，所以香薷，是以香促进胃肠蠕动的一味药，它能化湿和中。

对一些老爱吹空调，胃口又不好的患儿，老师喜欢用苏叶、香薷，既能和里面的食积湿滞，又能够解外面的表郁邪气，表里兼顾。

像香苏散一样，“香苏散内草陈皮，外感风寒气滞宜”。

外面有吹空调的寒气，里面又吃了生冷的食物，气机堵塞了，就用香苏散。

香薷发汗解表力量，不如麻黄，可是它利水消肿功夫比麻黄强。

所以有些病人说夏天脚老容易肿，感冒了怎么办？

《名医别录》讲，香薷主犯水肿，可发汗化湿宣肺利水。

肺为水之上源，香薷也起到“提壶揭盖”的作用。

拿一根吸管，吸满水，把吸管上口一捏住，提起来，水居然不掉，手一松开来呢，水就掉下来了。

也就是说，毛窍闭塞的时候，水湿内闭。像好多老年人卧床，脚肿，我们要怎么办？要发汗，开汗孔，推拿也行，反正微汗是最好的。

微汗以后，辛走肺，走表，他的小便量就大了。

《日华子本草》讲，香薷能够下气疗呕逆冷气。

吃凉冷的东西，身体拒受，它就成呕逆，甚至闷胀在里面拉肚子，心烦热得不得了，肠胃里头，就乱七八糟，心胸就烦热躁扰。

这时用香薷治霍乱，肠胃很混乱，像是在打仗，以清襟，可以清这个心胸，因为心跟小肠相表里，所以我们说这个人好心肠，肠不好了，心肯定难好，它们是连在一起的。所以将肠道的混乱，恢复气机通畅，就可以让心胸开朗。

《本草衍义补遗》讲，只要用香薷煎浓汁熬成膏，或者做丸，服后一味香薷治水胀，非常有效。

《本草蒙筌》讲，香薷散治水肿有通上彻下之功，肺得之清化行热，水自下，去口臭有拨浊回清之妙。

香薷发汗比较厉害，所以气虚的人，不可以常服多服。

《药性歌括四百味》讲到，香薷味辛，伤暑便涩，霍乱水肿，除烦解热。

伤暑小便不通畅，霍乱水肿，除烦解热，霍乱乃水之匮竭，水肿乃水之停留，竟然可以一味香薷同时治。

有一41岁的务农男子，暑天去干活，突然感到头晕乏力，鼻塞怕冷，全身酸重，用发汗的中药、西药，都没有治好。

后来医生说他不是简单的风寒，还带有暑湿，问他现在是不是胸闷不想吃东西？他说对。

胸闷不想吃东西，是因为清浊没有分开来。

用一味香薷60克，分两日泡茶，想不到，第一日，病症就大减，有胃口了，两剂还没吃完病就好了。

熊继柏老先生医案：有一病人，夏日炎炎，发高热到40℃，各种退热药用了都退不下来，热势始终不减，在病房里盖着很多毛毯，一阵一阵地发冷，然后桌上的饭菜，放在那里都没有吃，病人说吃不下东西，老想作呕。

一看到夏天往来寒热，又恶心欲呕，乃明显的暑湿夹少阳证，马上用什么方？新加香薷饮合小柴胡汤。

心烦喜呕，服一剂热势大减，两剂基本好了，三剂诸症悉平。

由此可见，中医治急症确有独到之处。

老先生用合方治疑难，所以大家看到往来寒热，就要想到小柴胡汤，又是暑湿的，舌苔白腻的，厚腻的，我们都要配一下香薷。

为什么呢？因为香薷一药有拨浊回清之妙。如果它治霍乱，老师就形容它拨乱反正；如果它治这个心胸烦闷，清襟，清心胸，它就拨浊回清。

当时跟诊余老师的时候，余老师很喜欢看病人伸出舌头，而且叫病人伸长一点，甚至有的时候，要用压舌头板压下来，如果看到里面舌根部很厚的腻苔，非香薷不化。

根部很厚的腻苔，用香薷；严重的，用厚朴、草果、槟榔。

所以病人老容易拉肚子，舌苔又是腻腻的，没胃口，用参苓白术散，再加点香薷就不一样了。

你加一点点香薷进去，就像点了催化剂一样，所以老师就用香薷，用芳香之品来醒胃气。

纳呆，什么叫纳呆？有人说是不爱吃饭，但这是一般的解释，精进的解释就是说吃不进，吃饭食欲呆呆的，反正饭放在哪里，你就像呆子一样，在那里看着饭，就是不吃，呈现一种木讷呆板之象。

这时就可以用芳香醒脾之药，香薷、藿香。

纳呆还有一种，吸气不过瘾。

往里面纳气的人呢，一个是嘴巴纳，一个是鼻子纳，吸气不过瘾呢，闻点芳香的吸气就过瘾了。

夏令营，一般睡在阴凉的地方，甚至有些人，贪凉，喜欢夜露于室外，一名 16 岁的男青年，避酷暑热，夜露宿于庭院中，起来后，头晕目眩，身体发热，又畏冷，周身沉重，体温 39℃，胃口也不行，吃不进东西，打了一个晚上的露，身体湿气很重。

用香薷饮，香薷饮用什么？香薷、扁豆、厚朴，这个搭配太厉害了。服一剂汗出身轻，两剂呢，热退，慢慢有胃口，后来呢，就痊愈了。

现代研究发现，香薷最擅长治舌苔浊腻，所以叫苔腻要药，所以让病人张开嘴巴，一看到舌苔腻，加香薷 5 ～ 8 克。

夏天乘凉，舌苔垢腻，或者小便不利，水肿，要用到香薷。

单用香薷，或者香薷配白术，就是薷术丸，对于脾虚水肿病人最佳。

平时不爱吃饭，脚又肿的，用薷术丸。

老师想到，其实腰肌劳损，就是腰部的水湿太多了，我们用肾着汤加点香薷进去，非同凡响，因为肾着汤的解表化湿之功还不够，再加点香薷进去，这升清阳的作用更厉害，有拨浊回清之妙。

在老师看来，香薷配薄荷，就是中药制的口香糖，叫口香二药。

第17讲

柴　胡

柴胡退往来之寒热。

柴胡能疏散退热，一般怎么辨少阳经热，还是阳明经热，还是太阳经热？身体后面怕冷的，为太阳经热；前面热蒸蒸的，为阳明经热；侧面时而怕冷，时而又怕热的，为少阳经热，也叫往来寒热。

往来寒热的话，就是柴胡的看家本事了。

夏天的时候，外面30℃以上，空调房里面10℃左右，老出入于温差大的房间，时常去穿越“冬夏”，对心脏不好。

有个司机经常心慌心悸心脏不好，他就是家里空调开10℃，外面天气30℃，不断地往来寒热，肝郁了，用柴胡加胸三药（枳壳、桔梗、木香），就可以缓解心脏不适。

柴胡重用，可以疏散退热，所以小柴胡汤中柴胡30克，可以解表治感冒。

妇女经期用柴胡四物汤，简直就是绝品名方，老师用这个方子治疗妇科病，无论痛经、经期头痛、经期胸闷、经期腰痛、经期腿痛，无不应收见效。

为什么呢？因为中医治疗不是对病，而是对整个人体。

月经期间，首先经水流失，要用四物汤来补。第二个疏泄不畅，要用柴胡汤来疏泄。所以柴胡汤就是顺其性，四物汤就是养其真。

脏腑之真得养，脏腑之性得顺，何患疾病不愈。

所以这是顺性跟养真组合得非常完美的一个合方。

老师碰到一位妇科名家，发现他的方子就是小四汤，什么叫小四汤？小柴胡汤加四物汤。

柴胡能疏肝解郁，百病皆生于郁。

老师经常碰到一种“屁股一族”的，久坐以后不开心。

有些人工作以后不开心，在座位上坐久了，开心不起来，久坐必郁，没有不郁的，除非你是得道高僧入定，不然久坐必郁。

只要是凡夫俗子，久坐必郁，经典上已经讲透了，形不动则精不流，精不流则气郁，气郁则百病生。

这时怎么办？我们用小柴胡汤加郁金，就可以解。如果你久坐了，无论腰痛、颈痛、背痛，根本不需要腰三药、颈三药，就用小柴胡汤加郁金即可。

柴胡还可以升提阳气，所以脱肛，子宫脱垂，还有下巴肉下坠，都可以用补中益气汤。

子宫脱垂还有胃下垂、脱肛的，我们案例太多了，就不全讲了。今天老师讲一个眼睑下垂，还有双下巴坠下来，下巴都坠得像一个袋子了，像袋鼠一样。

怎么办呢？脾主肉，肉往下坠，用补中益气汤，里面有柴胡升清阳，服了十五剂药，下巴收上去了。

所以双下巴，有的时候不一定要减肉的，它需要升中气，升清阳，只要你的袋子陷下去，你就要把它提起来。

双下巴，记住，你切她的脉，很有力，就用保和丸消积；你切她的脉没力，还容易没劲，唉声叹气，一定要用补中益气汤。

所以一个双下巴，都有两种治法，一种是瘀滞化瘀消滞，一种是亏虚补中益气。

有一本书叫《万病皆郁论》，里面的论点非常好用，就是切脉只分有力、无力。

老师切脉，为什么快，因为我只论大方向，有力没力，有神没神，有根没根，有气没气，就是起到这个定方向的作用。

就像这个水一样，你要测水温适不适合洗澡，你不需要两只手下去测，也不一定要把整个手臂伸下去，你就用一只手指就够了，你就知道它温度了。

《神农本草经》很少用推陈致新或者推陈出新来赞美一味药，但有两味药受此赞誉，哪两味药？柴胡、大黄。它们怎么推陈出新？一个不是解表药吗？一个不是泻药吗？对，柴胡像笋一样往上推陈出新，大黄像根一样往下推陈出新。

所以这个人体为什么最可怕的炎症是胰腺发炎，因为胰腺里含有大量的胰液，它出来会把人体的肉都给融化掉，胰腺为什么会发炎？因为身体整体处于湿热状态，熏蒸，不能推陈出新。

所以在这个层面上用小柴胡汤，真的很高，为什么呢？推陈致新。

因为所有病，包括胰腺炎，这么重的，都是陈久的东西郁在里面，新鲜的东西没法生出来。

所以柴胡呢，它有画龙点睛之妙，有推陈出新之好，可以用黄芪配柴胡，有助于发育。

《开宝本草》讲，后人治寒热不调，以柴胡为最要。

柴胡乃治胸膈肋痛神药。无论你是什么样的胸膈肋痛，是跌打伤，还是气伤，还是撞车伤，还是思虑过度伤，总之一旦你觉得侧面有结在那里，老想拍它又打不散，柴胡、丝瓜络、郁金，你就可以用上了。

所以妇人一般常用柴胡，为什么？妇人一般以肝为先天，一有不愉快呢，肝就郁住了，柴胡可以畅通达之。

《药性赋》讲，柴胡其用有四。

左右两胁下痛，可用柴胡。

柴胡在脏调经内主血，可以调经，可以行气活血。

柴胡在肌主气上行经，它跑到肌肉呢，又可以发汗解表。

偏头痛不二之良药，柴胡配川芎。偏头痛为头两侧或一侧疼痛，因为它走少阳，少阳就是人体侧面。

接下来，我们来看一个医案。

一妇女38岁，双侧乳腺增生，乳腺结节和鸡蛋一样大，脉象一切下去，弦数，弦主什么病？弦主肝胆病，数乃有热，弦就有郁。

这人一紧张呢，脉就呈现弦象，脉一拉紧，就会郁，所以就需要弦者松之，小柴胡汤就是一个松解汤。

有一个硬皮病的病人，病不是很重，我让他长期服用小柴胡汤，而且不能生气，一生气呢，叫硬颈，你看有些人一生气，脖子就硬了，就容易衰老。

他把这句话听进去了，然后用这小柴胡汤，吃一段时间呢，这皮肤就软了松了。

所以老师认为小柴胡汤有松弛肌肉的效果，还能治抽筋，单用小柴胡汤就管用。

刚才讲到，脉象弦数，弦就是紧张，拘紧的意思；数呢，数就是化热了。

小柴胡汤加点乌梅，酸味药，可以消息肉，小柴胡汤加乌梅，消整条肝胆经上面的郁滞所过之处。

大家想一下，息肉都可以消，何况是这个一般的增生。

上面的咽喉甲状腺、中间的胸肋，还有下面的少腹若有东西梗堵，小柴胡汤加乌梅均可选用。

理论依据就是：肝胆经，上至巅顶，旁通胸胁，下抵少腹，络阴器。

所以小柴胡汤加乌梅，服一剂，人好像放松一样，连服七剂，乳胀彻底消失，守方加减治疗一个月，连硬块都小下来了。

有人说，中医只能治疗功能性疾病，对器质性，长成包块的疾病无能为力，但是小柴胡汤加乌梅就可以让某些硬块变小。

不过有的时候呢，治疗过程中硬块是先大后小的。

有一次我们治疗一例乳腺增生，这病人回来投诉，因为她吃了一个月药再去检查，发现结节变大了，怎么办呢？我们一切脉，这脉松了，没有紧了，这个郁结呢，先是郁结如豆，现在呢郁结就像棉花了，好像真空枕一样。

我立马解释给她，问她见过真空枕没有？她说见过。我说没拆开来的时候，怎么样呢？她说没拆开来的时候，很小，捆成一个小团。我说把真空枕一解开来，会怎样呢？砰！就变大，松弛了，松开来了，没解开来，很紧，真的像弦绷一样，你一解开来，松了，松了像棉花，你这包块密度变小了，它慢慢就会被身体吸收了。

就像这花生，你吞下去，它就硬结，你把它打碎了，粉末它变大了，变散了，但它能很快被人体吸收。

然后她听完回去了，接着又吃了一个月，全部消掉了。

因为万事的变化都是符合生长化收藏的，现在生长这个瘤结呢，它就是在化，慢慢地让它化，化了以后呢，它就会成收，收了就会凋亡，就会藏。

我们来看一下古代伤寒大家许叔薇的案例。

董某，感冒以后，两胁疼痛，不可忍，非常烦，饭也吃不下。

许叔薇认为，这是太阳病不解，传入少阳。

胁下满，干呕，默默不欲饮食，即小柴胡汤证。

投方三剂，痛止病愈，三剂药。

所以有些人感冒以后，半个月不爱吃饭，胃口差，看到食物就想呕，别人吃什么东西，赶紧拿开，就是这种默默不欲食，心烦喜呕，还口苦咽干，问他是不是睡醒以后口苦咽干，他说是。好，用小柴胡汤。

感冒以后胃口不好，心烦喜呕，口又苦的，这个高热虽然退了，但是食欲始终没开，因为少阳之气没上来。小柴胡汤，居然可以治疗感冒后厌食证，非常好。

小柴胡汤也是治疗低热的良方，高热就是白虎汤。因为小柴胡属少阳，阳就是热，少阳就是少少发热。

所以有些人烦烦的，就微微的热，老想吹电风扇，烦热，一点不愉快的就烦，非常烦，这典型的小柴胡汤证。

刘渡舟刘老最善用小柴胡汤治肝硬化，他运用加减变化太妙了。

肝硬化入血分，伸出舌头，紫暗，边有瘀斑，面色黧黑，有郁热，他就用小柴胡加鳖甲或牡蛎、红花、茜草，立马气血双调，经脉并通。

《得配本草》讲，小柴胡汤加黄芪、党参，它可以助发育，让人更强大。

小柴胡汤加升麻、陈皮，可以让人清阳上升，记忆力变好。

小柴胡汤加甘草，可治疗余热不退。

小柴胡汤加朱砂、猪胆汁，可以治疗小儿遍身如火，就是夏天的时候，身体热得像火一样，小柴胡汤加朱砂、猪胆汁（最好是雄猪的）效果好。

柴胡配人参，可以治疗虚劳邪热。

有些人长期疲劳以后，身体又发热的，像这车开了好久，车厢老发热，用人参，人参在古代是补津液的。将水箱的津液一补充足了，柴胡就对流津液，可以缓解疲劳除邪热。

柴胡配决明子，治疗眼目昏暗。

有一老爷子，80 多岁，晚上点星星之火，在那里书写蝇头小字。

有人说他是天生好视力。但他说并不是，而是因为他经常泡决明茶。

柴胡配决明，治眼目昏暗，为什么呢？因为柴胡就生少阳，能够引侧面之精气上达眼睛，就像旭日东升一样，天地就光明了。

柴胡配地骨皮，治疗邪热骨蒸。如果觉得骨头蒸蒸发热，可用小柴胡汤加地骨皮。

第18讲

前 胡

前胡治咳嗽之痰升。

前胡对于治疗痰往上面升的肺经咳嗽，效果好。无论是外感，还是内伤，它既能够祛里痰，也可以发肺窍，因为前胡味苦、辛。

苦能降，能够清热，辛开苦降，走肺。

辛能干什么？能散，散风寒。辛味具有解表作用，可以用于风热感冒。

解表药有一个重要特点：表解一身轻。

它可以升清阳，这是前胡的特点之一。

有些病人长期咳嗽，咽喉痒，老像咳神缠身一样，尤其像林黛玉式的咳嗽，不能纯粹地去发汗，一发汗呢，咳得更凶，就没汗水了，这种咳嗽适合养正祛邪。

所以要找到一个非常厉害，可以同时扶正又祛邪的方，什么方？人参败毒散。

这个方子既可以解表散结，又扶正固本，很多老师用人参喜欢用参须，为什么？取它不滞邪。参须，叫活动根，参体，叫定根，所以要补元气定住元气，用人参，在感冒科治外感邪气，我们就专门开参须，药房里头就专门给他放参须，平时吃了补药都会上火的人，吃参须就没事，参须一下去，再加解表药、宣肺药，这个咳嗽就好了。

人参败毒散用它来治虚人感冒，或者逆流挽舟，治疗正虚拉肚子，想不到它还可以治疗体虚后老有表邪去不了。

如果没有表邪，纯虚咳嗽，这种咳嗽用什么？用参苓白术散，培土生金，一直咳的，屡试屡验。

如果带点表邪的，就用人参败毒散。

《名医别录》记载，前胡主治痰满，胸胁中痞，心腹结气。

痰满像什么？像糊一样，全糊住了，前胡这味药，主治痰满。

前胡作用是什么，去痰实下气，这个病是阴成形的产物，它扎扎实实地挡在这个胸口、肚腹，叫阴实挡道。

阴实挡道是中医一个非常重要的术语，你看有些人肝里有阴实挡道，一两点的时候就睡不着；胆里有的时候，十二点左右好难受；这个肺里有呢，深夜的时候要咳嗽。阴实挡道的经络，气流通到那条经络，就不顺了，我们穴位上可以用中府、云门，拓宽府地，使云升雾降，可以宣通开胸廓。

中药里面有二胡，前胡和柴胡，这都是风药，柴胡往上走，升的；前胡呢，往下走，降的。

所以外感风邪，初起的时候，你可以用柴胡，可是表邪由表入里化热，形成痰火结的时候，千万不要用柴胡了，这时就要下降了，要用前胡。

《景岳全书》讲，前胡去火痰实热，配枇杷叶，可以去痰火。

开气逆结滞，就是你吃饭呛到了，或者老咳嗽，就是气逆嘛。

除胸中痞满，就是胸腔积液，胸里头有痞满。

小柴胡汤配合前胡，是治疗往来寒热，又咳嗽不止的要方，小柴胡汤止咳胜金方，加了前胡，就更非凡。

还可解婴儿疳热，为什么呢？因为痰生百病，食生灾，这个饮食过度了，它就会生痰，痰会积热，成为疳积。

所以《药性赋》讲，前胡除内外之痰实。

无论是里面外面的，肠跟脏腑的，只要是痰浊挡道，都可以用前胡，前胡以半夏为使者，去痰实如神，胸肋中痞满立逐，心腹里结气即逐，随即就把邪气赶走了。

龚士诚龚老曾记载一个案例，一病人，咳嗽不能平卧，一卧下去，就咳得厉害。这不是《金匮要略》讲的支饮吗？咳逆倚息不得卧，此乃痰饮水饮聚胸脘，随即就开了葶苈大枣泻肺汤合小半夏汤降逆，发现效果不理想，加前胡一味，就显效了。所以前胡可以增强痰饮降下去的能力。

有些人胸中痰满又呕逆的，反正一躺下去，不行，自动就起来了，他很累很想趟，但是一趟下去，就咳得更厉害，赶紧起来，为什么？因为痰水在胸肺，一躺下去呢，它就窜到咽喉来，他就只能坐起来。

看《金匮要略》描述得多好：咳逆倚息，短气不得卧，胸满呕吐，甚至久了会浮肿，这叫支饮，支撑着你使你不得卧。

不要紧，在这葶苈大枣泻肺汤或者小半夏汤里，加前胡一味，善降逆气，用之合拍，前胡味辛又可以散水饮。

有一个前胡汤，可以治疗肺炎，前胡就是君药。

有人说，贝母很好，知母、贝母、款冬花，专治咳嗽一把抓。

可是贝母贵，好的贝母也比较难找了。

但不要紧，治疗痰嗽结气在胸，可以用前胡来代贝母，还有一个说法叫功同贝母，贝母如果是主帅，前胡起码是副将级别，取其价廉也。

医家研究，前胡用来治疗痰实结气在胸，有化痰降气的功效，功同贝母之效果。

痰实在胸肺，可以用二陈汤加前胡。

第19讲

元　参

元参治结毒痈疽，清利咽膈。

老师碰到过一例脖子两旁长瘰疬包块的病人，余老师说用小柴胡汤加消瘰丸，消瘰丸由玄参、贝母、牡蛎组成。

玄参就是元参，它能够治结毒痈疽，这毒结在一处。如果毒火往上烧，毒热，我们就用黄连、黄芩；如果毒已经变成结了，毒结，就用玄参。

该病人来回加减，吃了四五十剂药，瘤结全部消掉了。

小柴胡汤加消瘰丸，不仅治疗两边脖子胀，瘰疬串珠，两边肋下也可以，因为两侧属少阳，用小柴胡汤，然后结毒为包块，用玄参。

玄参可清利咽膈，一位中学老师，他上课上到一半的时候，声音就开始沙哑了，喝水也不解，问我怎么办?

我跟他说脚底下有个咽喉反射区，要打赤脚多踩那里，这是第一条。

踩下去，你会发现，咽喉就生津了，不干燥了。所以打赤脚接地气以后，地气上而为云，他咽喉就不干燥了。

第二招，用玄麦甘桔汤泡水，玄参、麦冬、甘草、桔梗这四味药，号称热毒咽炎的不二良药，非常管用，就抓10克来泡茶，比石斛茶还管用。

玄参，可以清热凉血，可以让沸腾的血清凉下来，所以摸到脉细数的，可以用它来滋阴降火。

脉细，阴液少，数呢，有火，所以这个细数脉，属于热病伤阴的，用玄参。

玄参还可以治疗疔疮便秘，就长期没喝水，或者喝水少了。老师昨天看病，一看病人，嘴唇都干裂了，我说他是久坐时间长，因为他眉头也皱，眉头皱是久坐致，思则气结，形不动则精不流，精不流则气郁，嘴唇干燥呢，水喝少了。

他频频点头，就是这样。

久坐，不运动，脾不运化，有水喝不进，身体又缺水，就干燥了，干燥又喝不进水。

所以像这种情况，只需要用四逆散或者柴胡，解其郁，解开眉头紧锁，然后再用二陈汤或者玄麦甘桔汤降火滋阴润燥，马上他就会好过来。

还有一种，最常见的津伤便秘，因为手机电脑的普及流行，一看手机电脑，整个脸都被电脑屏手机屏“烤干”了，“烤干”后，阳明主头面，所以胃肠的津液就源源不断地到脸上，“烤干”了，又上到脸上，最后肠道就干结了，腹气就难通，这叫津伤便秘。

中医认为，肠道如水沟、河槽，大便似船只，这个巨舰，它能够顺利流通，一个取决于这个槽中的水液要充足，所以用玄参、麦冬、生地来增液。生地直接增肾液，让“地下水”充足；麦冬增肺液，天空可以布雨；生地能让“地”生出水来，地有涌泉。麦冬能让“天”可降雨，天降甘霖，所以麦冬是天降甘霖药，生地是地涌清泉药，两个一配，另玄参能够润肺肾，两边它都可以够得着，配进去就是著名的增液汤，无论体液如何亏虚，总之就是口干燥舌尖红，此方非常管用。

老师曾治疗一例口腔溃疡，病人痛得不得了，奇怪，用泻火药，他还痛，我一切脉，细数脉，用增液汤，一换方子呢，每一味药用到50克，当时很大胆，为什么呢？因为病人两天没大便了，一下去，大便一通，口腔溃疡就减轻了，睡个好觉就全好了。

当时就想到，原来阴虚阳亢就是这样来的，阴水不足了，就容易上火，雨露充沛了，就不容易发热。

玄参有清上彻下之功，上能清浮热，下可以育肾阴，它跟地黄滋阴差不多，但是又没有地黄的滋腻，而且又比地黄多了一个退结热火毒的效果，所以用它，还可以防止黏腻生痰。

《神农本草经》讲，腹中寒热积聚，玄参主之。

玄参不单治咽喉包块，肚腹的它也可以治。

《名医别录》讲，玄参最善散颈下核，这颈是脖子，脖子下面长了包块。

长这个包块，不管什么包块都要吞食人体大量的津液。

《汤液本草》讲，玄参乃枢机之剂，能带领诸气，上下肃清而不浊，就是说玄参能够清退浊火，咽喉枢机之处的浊火都能清除。

《本草衍义补遗》讲到，无根之火，玄参为圣药。

什么叫无根火，就是浮游之火，一个人熬夜、房劳以后，虚火上扰。当把这个肾经补足了，火就会归位。

老师重用玄参，可以治失眠，有助于心肾相交，因为心为红，玄就是黑。

有位病人老失眠，我问他是不是经常熬夜、看手机？诶，对了。阴伤，再熬夜呢，伤到肾，所以用栀子豉汤加玄参 50 克，治这种失眠，咽喉又有点干涩干痒的，屡用屡效。

有些失眠病人过来，讲话声音沙哑，可以用栀子豉汤，还有酸枣仁汤，别忘了加点玄参，令心肾交泰，能引那个浮火，重新归到肾里去，所以它号称无根火之圣药，古籍叫治虚中氤氲之气，就是亏虚以后呢，产生这个温热之气，在天空弥漫，玄参就可以将它收下去。

所以玄参跟地黄，再配合麦冬，即增液汤，它就是壮水之主，以制阳光。

玄参跟枸杞子联用，治疗肝肾虚，眼睛发热，看东西又看不清的，有非常快捷的疗效。

根据张锡纯的记录，人每见外感，或者大病以后，高热虽然退了，但是老觉得舌干没有津液，口又苦，不喜欢吃东西，就可以用这个玄参1两多，加党参2～3钱，连服数剂即愈。

这是真阴耗伤，胃肠没有阴液，所以不能蠕动。

《名中医治病绝招》里有一位彭静山老师，他最擅长用玄参治风热头痛，在临床上，堪称百治百验。

有一病人，头痛发热，像要爆裂一样，咽喉又痛，反反复复一个多月，口腔又有溃疡，小便又黄，脉细数有力，用玄参60克煎汁，代水饮，不断地服用，吃两天就好了。

现在很多人是缺水头痛，很多人工作忘了喝水，读书忘了饮水，一整天干活也忘了进水，或者懒于带水杯，在那里忍渴，等一下头就好痛了。

用玄参60克，煮水，趁热饮。

我发现，老年人很奇怪，他一缺水，关节就开始痛，这水一补足了，疼痛就缓解了。

所以玄参通过补水、壮水可以止痛，诸痛痒疮在心，壮水呢，壮水在肾，这个肾水足，它可以涵心阳。

所以玄参可以治痛症，不单风热头痛、风热关节痛、咽喉痛、胃痛、肠痛、背痛、腰痛、膝盖痛、脚痛等样样缺水引起加重的疼痛都可以治。

王某，60多岁，冠心病，反复心绞痛两年，每次劳累后胸前区就憋闷疼痛。

该病人反复用治冠心病的含服药，都没法痊愈。

这病人平时喝水少，不爱喝水，脉象细数。脉沉微的，要用温热的药去扶阳；脉细数的，就要用育阴的药去潜阳。所以用玄参、麦冬之品，都达到40克左右，然后再稍加安心神的药。

连续服用十多剂后，心前区绞痛未再发作，玄参居然可以治疗心脏病。

当时余老师叫我们列出所有带参的药，他说带参入心，苦参可以清心火，玄参可以育心阴，党参可以补心气，人参可以补元神，花旗参、太子参可以养小儿心气阴两虚。

所有带参的药，甚至还有五参丸，用这五种参，治疗心律不齐，补充阴液，又清心火，还壮元气，这个是比较出名的。

人参，这个参就是通“生存”的“生”，最有生机的就是心脏在跳动，这个生长化收藏，生发的，就是这个心。

宫颈癌阴道干涩，因为癌症要蚕食身体大量的气血，重用玄参可以治癌抗癌。

现代研究发现，玄参有比较强大的治癌、抗癌作用，癌就是包块，包块它就要消耗人体大量的水分。

玄参既可以补充已逝之水分，又可以消解既成的包块，所以肿瘤热，它非常适合。

像老师昨天治疗一例阑尾手术后局部疼痛的病人，方法很简单，用行气药，再加增液药，行气药顺其性，增液药养其真。

他说：“吃了之后，这个痛好多了。”

又过来复诊，他说这病折腾了他很久。

我说：“你这个人就是不爱喝水。”

他说：“对，一整天都很少喝水。”

我说：“你不喝水，你就要喝药了。”

他听了就明白了。

用消瘰丸，可以配合柴胡疏肝散，就治疗人体侧面疾病，因为阑尾属于偏向人体侧面的器官，所以可以用柴胡疏肝的思路，再配合增液汤。

用小柴胡汤也行，柴胡疏肝散也行，配合增液汤，增强人体侧面津液的流通。

《玉机微义》讲到，东坡四神丹，久服可愈大风疾。什么叫大风疾？一个是老年人的中风。

大风先倒无根树，什么叫无根树？下面根枯枝朽了，那怎么办？增液。

所以人老了就像干柴一样会萎缩，皮会皱，脸会干巴巴，小便会涩，大便会秘结，五脏都缺乏真阴，像腊肠一样，渐渐干瘪了，像干瘪的核桃一样。

怎么办？增液啊，玄参、熟地、当归这三味药，可以增血、津跟液，玄参偏于养津，当归偏于养血，熟地偏于补液，这个血水津液都补了，就是根得到了灌溉，玄参能够润心肺，当归可以润肝胆脾胃，熟地可以润肾。

所以别小看这三味药，就是养五脏真阴，再加一味药，可以顺五脏之气，号称风药悍将，就是无处不到，能够祛肌表八风之邪，利筋骨百节之痛。八风之邪，就是一会儿这里痛，一会儿那里痛，窜来窜去的，这一味羌活，打成粉，每次一调羹下去，痛症就缓解了。恐风药化燥了，你就加点玄参，效果特好。

大家看“羌”字怎么写？上面两点是什么？是眼睛；三横是什么？上中下三焦；中间一竖是什么？任督二脉；然后下面两条是什么？两条脚。取象非常类人啊，这个字是很类人的，所以羌活真的是神验药。

老师治疗这个大便稀溏，清阳不升的，就羌活、独活，各5克，拿去泡茶，一喝就好，口碑非常好，堪称是大便塑形记，大便要干爽用苍术，发现不放点羌活进去，还不够理想，放羌活、独活都好，夜尿还会减少，因为清阳升。

此四药久服，可愈大风疾。

大风就是说，中老年人容易中风，或者阴虚以后手抖，就可以用玄参、当归、熟地这三味药，填补真阴，再用羌活把风赶出体外去。

还有一种呢，这个心动摇了，凡动摇之象，皆属于风，像对各类事情太过敏感，过敏性炎症这些，用大剂量增液的药，再加点祛风的药，风善行而数变，所以敏感型，思虑过度的，用东坡四神丹。所以老师认为这四味药应该是豪放四大药。

《得配本草》讲到，玄参如果配上天花粉，就可以治疗痰结在肺，结在咽喉。天花粉善清胸膈里头的结热。

配桔梗、牛蒡子，可以治疗咽喉红肿热痛。

配甘草、桔梗，可以治疗声音嘶哑。

配升麻、甘草，可以治疗发斑、咽喉痛。

配生地、熟地，可以治疗大便干燥不通。

配连翘、地黄、即清营汤，营就是营血，治疗热入营分证。

如果配莲子心、竹叶心，可以治疗热入心包，即清宫汤，清宫汤就是小安宫牛黄丸。

配百合、贝母，就是百合固金汤。最擅长治疗秋燥，肺燥咳嗽。

玄参，可以增五脏六腑之阴液，肺燥，玄参配百合；心燥，玄参配枣仁；胃燥，玄参配山药；肠燥，玄参配生地、肉苁蓉；肝燥，玄参配白芍。

所以老师碰到的那些肝燥的病例，火暴脾气，鞭炮性子，一点就炸，一言不合，就破口大骂，就炸了。玄参 50 克配合增肝胆阴液的白芍 30 克。吃完药再想发火就发不起来，因为一想发火，肝水就浇下去了，火就发不起来了。

所以四逆散要加玄参 50 克，专治疗木燥起火，鞭炮性子。

你一发火，玄参这一桶“凉水”就浇下去了，怎么发得起来。

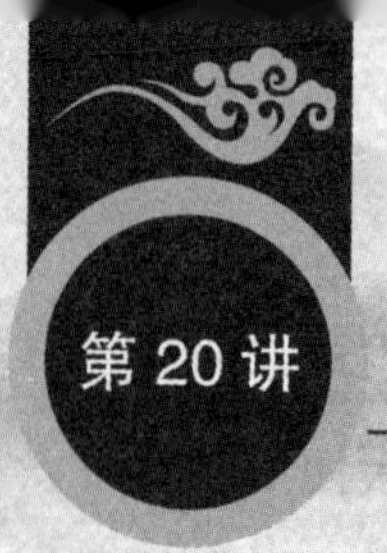

第20讲

沙 参

沙参补阴虚嗽，保定肺经。

沙参有南北之分，南方的一般粗大蓬松，擅长清热；北方的一般质地密集，擅长养阴。

北沙参补脾胃之功、育阴之功，要优于南沙参。

沙参呢，顾名思义，声音沙哑之参。

经常眼睛痛，皮肤痛，鼻子干，舌干裂，口腔溃疡，或者心烦失眠，我们就有一个方子，堪称铁匠的秘方，无论打铁打到多么疲劳，口干舌燥，饮水不解渴，只要这个方子拿出来，一熬，滋润肺胃，灌溉脏腑，调和阴阳，保定肺气，其实就是沙参、麦冬、石斛三味药，各10～20克，煎水服用。

沙参能补气，麦冬可补阴，石斛可补津液，气、阴、津液都补到了。

在南方最容易患两类病，哪两类？一类就是南方耗散得比较厉害，所以气虚的多，南方属于夏，夏季无病常带三分虚，所以南方人毛孔比较粗大，气一下就散出去了，容易气虚，所以可以用点五指毛桃。我们邓老叫邓南方、邓黄芪、邓五指毛桃、邓北芪，为什么呢？善用补气药，疗南方虚弱病。

气虚以后，阴液也会减少，出汗多嘛，所以气阴两虚。这时可以用沙参黄芪饮，我们还可再加一点新会陈皮，为什么？因为黄芪得陈皮，补而不滞腻，温而不上火。

补气，不是直愣愣地补，而是借陈皮的疏散，而且陈皮还有一个作用——燥湿，它可以降湿浊，然后补进来的元气更醇厚，更没有杂质，可以无障碍吸收。

沙参、桔梗、陈皮，可以治疗现在的电脑一族所表现出的咽干嘶哑疼痛。麦冬也可以，气虚的加黄芪，阴伤的，可以重用沙参、麦冬，还可以加点玄参，清利咽膈。

老师以前碰到过一个大厨，厨艺非常高强，但就是天天对着火烤，声音嘶哑，咽干口燥，喝水还不解渴。这也是厨师界的通病。这是水喝下去到肚子，升不上来所致。于是我和他说用升麻、桔梗、麦冬、甘草跟沙参代茶饮，之后他在这个厨师界里面就很有人气了。

刚讲了气阴两虚，用沙参、黄芪、桔梗、甘草。

所以南方人，第一个特点就是气阴容易两虚，可以用麦门冬汤，加沙参，就是专门治疗热病后期阴伤，温病后期体液缺乏。

见舌苔红绛少苔，脉细数，阴虚火旺的，就用补气阴名方。

第二，湿热为患。来到南方，哎呀，身体怎么流的都是油汗，所以南方人饮食很清淡，因为吃油腻一点，整个人都变油人了，滑溜溜的，像泥鳅，像蚯蚓，所以除湿热有常用的祛湿热凉茶。

见舌苔黄腻，就喝祛湿热凉茶。

《名医别录》讲，沙参无毒，主治胃痹、胃痈。

一般风湿关节痹痛，我们可以用羌活，但是脏腑里头的痹痛，就要用沙参，这是因为脏腑瘫痪了，没有活力了，胃蠕动差了，沙参可以使胃蠕动加强。

这个胃痹、胃痈，就是现代医学所说的癌前病变，萎缩性胃炎。

所以普通的溃疡、浅表性胃炎等，这些都好治，一旦发展到萎缩性胃炎，下一步就可能是胃癌了。

沙参可以作用于萎缩性胃炎，就是胃萎缩了，像碧桃干一样，你们有没有发现这个桃核被虫子蛀后，它就萎缩掉在地上，为什么？它萎缩过后，它就不生长，干瘪了，所以胃变干瘪了，用沙参。

沙参既然能让胃不干瘪，胃乃水谷之大海也。那么身体的其他部位，它也可以让它不干瘪，为什么呢？阳明胃主肌肉。

哪个部位没有肌肉组织呢？所以肌肉萎缩就用沙参。如果你们将来碰到重症肌无力，眼睑下垂，手指肌肉萎缩，中风偏瘫以后，坐轮椅久了，大小腿肌肉萎缩，憔悴，都可重用沙参。

见到胃痹、胃瘫就能想到萎缩性胃炎，继而想到一个人形销骨立。如果让我来治像林黛玉性子的病人，我就会给他用平和的沙参，为什么呢？因为林黛玉思则气结，最后中焦脾胃板结，饭吃不下，胃就瘫痪了，忧愁萎缩而死。这种情况就需要用沙参去复活她的胃气。

《本草蒙筌》讲，沙参治诸毒排脓消肿，安五脏，益肺补肝。

所以脓肿可以用它，因为脓肿就是局部火痈，那沙参呢？滋阴清热。

清热则红肿消，滋阴则干燥解。

痈疮几乎都有一个特点，烦热，喜欢饮水，口干渴，那沙参既能清烦热，又可以滋阴止渴，是属于双向调节的。

它同时具备两大功能，比如说一锅水滚了，你想让它平静一点，可以干两件事，哪两件？

第一件釜底抽薪；第二件呢？扬汤止沸。

沙参滋阴的效果就是扬汤止沸，那清热的效果就是釜底抽薪。

所以沙参就清热滋阴，而且平和，它居然能够治胃瘫胃痹，也就是说你平时胃不行了，它都能治。

沙参治疝气绞痛，这个经验，老师用过，非常好用。珍仔围村有一个疝气痛的病人，他痛得咽干口燥。

我当时就想着先把咽喉治一治，玄麦甘桔汤加沙参，再加四逆散，结果他咽喉好了，疝气也不绞痛了。

开始我还百思不得其解，后来看到了古籍讲的，沙参可治疝气绞痛，就明白了。

咽喉两边，古代咽喉叫什么？乳蛾，扁桃体两边像一个乳蛾一样贴在这里，它对应人体的前列腺，还有睾丸，咽部这个地方，它就是生殖所在。

所以那些不孕不育的病人，你试着让他们大声叫自己名字，按余老师说法，女的子宫就会变大，男的前列腺会变得更丰富。

因为咽喉具有很多分泌腺，你一吼出来呢，肝经夹咽喉而上，到巅顶，旁开胁肋，下络阴器，只要将喉咙最狭窄的地方打开，它的腺体一丰富，下面生殖功能就加强。

所以老师以前举过一个例子，一个妇女，结婚两三年了，都没有怀上孩子，不孕不育，夫妻刚开始很恩爱，后来变为恶言相向，最后打架，打完了，最后就怀上了，就生小孩了。

沙参还可以除邪热，去惊烦。

邪热是什么呢？得了温热感冒以后，咽喉、鼻子、口，总之五官里头因为热往上走的，出现发热、红肿热痛的，用沙参一味，30～50克煮水，喝下去就好了。

要引到五官七窍，就加桔梗升麻往上引，3～5克。

气郁又阴虚的，用沙参、陈皮。

气郁又火旺的，用沙参、胖大海。

气郁咽喉痛的，用沙参、桔梗。

随机应变，莫不应收见效。

《医学衷中参西录》讲，人的魂藏在肝，人的魄藏在肺，沙参呢，补肺定魄，使肺金之气下行，金补足之后，就可以镇肝木，可以安魂，魂魄安定则恐慌自化。

故《神农本草经》讲，沙参主惊魂未定。

若看一个人脸上是惊讶的，惊魂未定，没有精神，喜欢看恐怖片，又喜欢去蹦极坐过山车的，一下来惊魂未定，那就用沙参饮。

一位68岁的退休教师，得了咽喉干燥异常症，夜间干燥得像田地久旱未愈，要撕裂了。有半年，每晚要起床喝水五次，入睡后，觉得手足心都发热滚烫，常将手脚伸出被子外，不解小便，梦多易醒，大便时常两三日一次，明显是阴气虚少，火象显露，所以一切脉，细数。

脉象可以证他是阴虚火旺，怎么治疗？用加味玉液汤。

加味玉液汤，用北沙参60克，原方重用到60克，老师可以重用到120克。

我为什么敢用120克，因为沙参煲汤，一次可以用一斤半斤的，可以一家十口人喝。

所以用北沙参60克，葛根30克，黄芪、知母1000克，再加点天花粉、山药、玄参、五味子，吃了三剂药，次日早上起来，口干明显消失，再服一次药过后，大便通畅，日行一次，这个咽喉干燥症全部好。

前后连续服药七剂，症状彻底消失。

拖了半年的病，七剂药就搞定，这是一个非常好的案例。

老师曾治疗一例鼻干燥综合征，用苍耳子散配沙参100克。

病人鼻干了大半个月，非常不舒服，睡都没法睡，一剂药就将他鼻子润好了。

我用沙参来做君药，苍耳子、辛夷花、薄荷、白芷四味药来做使药，此方为苍耳子散。

沙参，刚才讲的，可以止久咳不已。

张锡纯，有一个族孙女，幼年的时候，失去哺乳，身体非常弱，六七岁以后，经常咳，到十一二岁的时候呢，严重咳嗽，始终好不了。

张锡纯先建议她用淮山药熬粥加白糖，送服鸡内金粉，虽然好转，但是不断根，还老是会轻咳。

张锡纯疑惑这脉象怎么切下去，带点细数，阴虚火燥，就用北沙参打成粉末，每次用2钱，一天服两次，只服了十多日，咳嗽痊愈。

后来他想到，沙参药久服了，恐单味药偏寒凉过度，凡用纯寒纯热药，必用甘草缓其力，遂用沙参、甘草两味药以3 ∶ 2的比例，打成粉，每次服2

钱，从此呢，再无咳嗽。

先天不足的，长达六年的咳嗽都好不了，如果只用一味沙参粉，怕长期吃伤胃，加甘草进去就好了。

所以沙参甘草饮，是治久咳不愈神方，但前提是脉象细数，属阴伤火旺证。

哪种阴伤火旺的比较多见？特别是现代放化疗后肿瘤病人，放化疗是强大的消耗阴液的行为，它会烁伤这个肿瘤细胞，同时也会消耗身体大量的阴血，这时我们就可以用麦门冬汤加沙参，来治疗放化疗后期气阴两伤证，这是可以善后的。

放化疗以后，病人咽干口燥，甚至干咳少痰，我们也可以用沙参麦冬汤，这是一个名方。

《卫生简易方》讲到，沙参配合知母、贝母，可以治疗咳嗽劳热，咳血。

如果胃出血，经常爱喝酒，折腾肠胃的，不要紧，可用益胃汤，它里面就有沙参。

第21讲

竹 叶

竹叶、竹茹治虚烦而有效。

一根竹子，其实可以提炼出好几味药。

竹叶算一个，叶片，质轻，所以它能够往上走，又是带尖的，像心一样，因此能够清心尖之热。

如果是带心的竹叶心，那就更清心热了。

它还可以治虚烦。

心经热的时候，人就好烦，烦得睡不着觉。

五经富有一个老阿婆，老睡不着觉，烦躁，我让她用竹叶心 11 条，煮水加点冰糖，喝下去，当天晚上就能睡好觉了。

还有一个虚烦的非常厉害的，这是我在余老师那边学到的，有一病人，心老是扑通扑通地快速跳动，走快一点他就要双手交叉来护住这个心，烦乱啊，怎么办?

余老师想到要给他找一个方子，既没不良反应，正常人都可以喝的，又能治虚烦。

饿得慌，龙眼尝。

因为病人肚子一饿，心就慌得更厉害，好，龙眼肉，10 克或 20 克都好，加点冰糖，然后加竹叶心，10 条或者 15 条，一起煮水，吃一天就见效，第二天，试着去走，不慌了，连续吃了一周，就算爬山心都不慌了。

心中缺少血了，就虚了，虚了就微烦，刚好竹叶清烦，龙眼肉可以补心脏之虚。

龙眼肉是添灯油，竹叶就是挑灯火，把那些烦躁给挑掉，那烦躁就是这灯盏燃烧后多余的灰垢，你要挑掉它才会明亮。

竹叶，清热泻火，除烦止渴，利尿通淋。看到没有，它清上面的热，止中间的烦，利下焦的火跟尿水。

我们来看郭博信老先生写的《中医是无形的科学》，这本书讲到的第一个案例。

有一舌癌病人，舌头肿瘤不断变大，纠结是否动手术把舌头都切掉，究竟是要身体还是要命呢?

他找到了郭老，郭老给他开了导赤散，竹叶为君。

竹叶上清心火；木通贯通三焦，利膀胱；生地育阴，使阳不亢，使肾水足。

病人吃了几十剂药后，肿瘤就全部消掉了。

竹叶有清心除烦利小便的功效，但好多人用导赤散，用了效果只有五六成，知道为什么吗?

有很大的原因是没有用到最有生命力的新鲜的竹叶。

一个“鲜”字，所以要用新鲜的竹叶，导赤散发挥的效果就非同凡响。

《神农本草经》讲，竹叶主治咳逆上气。哪种咳逆上气? 木火刑金的。

咳逆上气，咽喉不利，止逆下气，麦门冬汤主之。

麦门冬加竹叶，或者竹叶石膏汤，对于热病后期，身体老是热咳、烦咳的病人，吃上一两剂就好了。

所以余热不断的热咳，用竹叶最好，竹叶配麦冬，竹叶石膏汤是用于热病后期的绝妙方。

《本草纲目》提到，用竹叶煮出浓汁来漱口，可以治疗牙龈出血。

为何呢？因心主血脉，竹叶可清心凉血。

所以牙龈出血的时候，用竹叶、竹茹，煮水喝下去，如果觉得口感不太好，还可加点冰糖，牙龈出血就好了。

为什么呢？竹茹降心胃火，血随气升降，这个心气、胃气一往下降，那么胃开窍于口，心开窍于舌，热就下去了。

竹茹是竹子去掉外皮后，将带绿色的中间层刮出来的部位，刮成一丝一丝的，所以它通管子，可降胃。

竹叶是护着竹心的，它像心包，把心包住，所以竹叶是清心为主的。

心、胃火一往下降，火就不会克金，血就不会上逆，就不会妄行。

记住，竹叶、竹茹煎成浓汁，漱口以后，吞下一些，可以治疗牙龈出血，这是一个很好的方子。

《药性论》讲，竹叶止消渴，治眼赤。

眼中赤痛，可以用竹叶，清心肝火。我们眉毛里头有个穴位，叫攒竹，就说这个穴位，两边一开，如同那竹叶的象，它就是往两边散开来的，所以竹叶配金银花，或者桑叶，可以散风热在眼。

竹叶止消渴，意在清心降火，降金生水，只要心肾一交泰人就不干渴了。

烧竹沥，就是竹子烧出的竹沥水，可治突然发作中风，失音不语，这个经验最厉害，前面的那些可以治一些小毛病，而竹沥是可以治疗危急大病的。

一些中风，痰热扰心病人，用竹子烧成竹沥水，吞下去，吞到哪里，痰就被带到哪里下去，只要是脓痰、黄痰、臭痰，鲜竹沥口服液都管用。

老师以前碰到一位老人家，80岁，突然间就中风了，痰一下就涌上来。我说："赶紧买鲜竹沥口服液口服，然后让她睡在地板上面。"因为地板凉快，就是要及时降她的火，喝完三五支以后，痰慢慢顺下来了，最后稳定下来，又活了七八年。鲜竹沥口服液治疗突然发作的中风，效果非常好。

失音不语，就是这个声音嘶哑话都讲不出来。

前段日子，有位阿姨，她在洗衣服的时候，突然间就讲不出话来，我让她赶紧去买鲜竹沥口服液，一喝下去，痰气往下降以后，声音又出来了。这就是那团痰阻在心窍了，叫痰迷心窍，因为你要讲话呢，是要动用心意识。

心跟舌头的联络链接断了，被痰糊住了，竹沥可以把它们清开来。

《药性赋》讲，竹其用有二，除新旧风邪之烦热，止喘促气盛之上冲。一个是脏腑烦热，一个是气血上冲，所以它专凉心经，尤却风痉。

竹茹主呕哕，呕吐，嗳气，所以觉得咽喉有东西梗住，吞吐不下，多吃点东西就要干呕，可以用半夏厚朴汤加竹茹，上逆之气就下去了。

竹叶清烦热，竹叶心能够退高热安神。

如果要清厉害的高热，温病温热，用银翘散，或者桑菊饮，然后再把新鲜的七根竹心加进去，就更不一样了。

它清热是清心，清君侧，把心周围的这些烦热，统统都利到膀胱去了。

刘渡舟刘老，他治疗一位发热的病人，70岁，高血压性心脏病，经常午后低热不退，温度在38℃上下，口中干渴，频频饮水都不解。

刘老说："这种余热老不退的，属于虚热，用竹叶石膏汤。"

服五剂热退，体温正常，也不呕吐了，胃口开，效果就这么好，退虚热如神。

所以如果患有高血压，身体老是发热的，可以用竹叶、石膏，石膏能降压，竹叶能清火。

皖南有叫名医叫张澄庵，他碰到一30岁男子，左边腋下老是出汗，甚至呢，用倒酒可倒8钱的小酒杯，放在腋下，等一两个小时，这个杯就满了，可见腋下出太多水。

腋下出水症，这是一个奇症，都一年多了，极为苦恼。

怎么办？前医用尽诸法，无论补气固表、滋阴清热、疏肝解郁、调理阴阳、和谐营卫，无不尽用其极，厚厚的一本病例，如同书本，皆不能根治。

然后张老，切了脉，脉象细数，阴虚火热，再看舌头，舌红赤，少苔，这不就是导赤散证吗？开五剂，吃完以后，一年多的汗症，全部都好了，小便也通畅了。

这是《经络辨证漫谈》上的奇案，像这种是诊余漫话类型的，就是你诊断之余呢，可能一辈子都碰不到一两例，但为什么要学呢？因为这种思维方法非常好。

汗为心之液，腋下出很多汗，需要导心火，看这云雾都是跟龙的，龙火，赤龙一旦导到海，这个云雾也是跟着下去了。

所以老师认为，导赤散能够赤龙入海，它有这个效果。

《江西草药》上讲到治尿血，用淡竹叶、白茅根各3钱，水煎服，几天就好了。

《得配本草》讲，如果是流行性黄疸，用竹叶配合石膏、小麦，就可以退黄。

小便涩涩的疼痛，好像尿里头有泥沙刮尿道一样，不要紧，用竹叶4钱，灯心草3钱，海金沙2钱，水煎服，每日一剂，效果极好。

口疮糜烂，小便热痛，用导赤散，出自《医方简义》。

第22讲

竹 茹

竹叶、竹茹治虚烦而有效。

竹茹，是竹子去掉外皮后，刮出的中间层。竹子外皮下面就是一些血络，所以竹茹是竹的络脉，又号称竹皮、青竹茹，经络有痰可以找它。

竹子是中空的，竹的特点是：未出土时先有节，及至凌云仍谦虚。

竹子还没有破土而出的时候，就已经有气节，一节节，等到突破到凌云上那么高的，仍然保持很谦虚的态度。

人体里哪些部位是中空的？消化道，从咽喉到肛门。消化道是上实则下虚，上虚则下实，所以一排完便，这个心胸中的闷就降下去了。

消化道空虚像竹子，一节节，余老师取象讲竹茹特别棒，大家可以去看《万病从根治》。

余老师救治过一位老奶奶，属于经络痰阻，呕逆，抽搐。喝下去鲜竹沥水之后，气就顺了，痰也化了，人就清醒了。

为什么？这个竹子，法象人，人有胸隔膜，有腹膜，竹也有一层层的膜，那就是竹里面的内片，有格挡的作用，竹子的络脉有什么特点？直接贯通格挡，你看竹有节嘛，而它的络脉就是竹茹，直接贯通格挡，所以格挡都挡它不住，直接就冲下去了。

所以人的胸隔膜，就像竹膜一样，这竹茹一下去，开胸隔膜，痰浊就往下走。

二陈汤里加点竹茹，降痰治口苦、口渴、口臭、口浊，那可不是一般的效果，有神效。

老师用这个方治疗胃气上逆，口苦、口浊、口臭，那是无往而不利。

所以它是治疗胃热呕吐呕逆的良药、要药，治疗胃寒呕逆的良药是什么？生姜。如果发现病人寒热难辨，就生姜跟竹茹一起用，寒温并用。

所以古人就把竹茹用姜汁来炮制，姜制竹茹降逆止呕效更佳！

橘皮竹茹汤里，用的就是姜竹茹。

浙江有一个小伙子，他学医的时候，刚好碰到家里母亲总是呕逆，用各种止呕药都没有效，他就想到经方书里有一个橘皮竹茹汤，用姜竹茹，就原方抓给他妈妈吃，一吃就好了。

《本草崇原》记载，竹茹，竹之络脉也，人体脉络不和，则吐逆而为热。

人体上可以出现牙齿、鼻子、眼睛出血，下可以出现一些痔疮壅堵，所以竹茹汤上能止肺咳出血、鼻子出血、牙龈出血，下可以疗痔疮出血，这是《药性论》上讲的。

所以当你碰到痔疮病人，痔疮就是阳明火气有余嘛，用竹茹。

这个竹茹太厉害了，它就是降阳明经火，六经实火总清阳明，这个阳明火降了，无论哪个脏腑，都会觉得很舒服。

你们说温胆汤没有用姜桂附，为什么敢叫温胆汤，它治疗什么证？它用凉药竹茹，枳实也是下气药，怎么叫温胆汤呢？

胆最容易得什么症？胆火症，胆热上炎，发现胆火胆热的时候呢，口苦、咽干、目眩，那我们要把胆火胆热变为胆什么是最好的？变为胆温最好，不要胆变凉了，胆变寒变凉了，它就不排泄胆汁，里面就长石头了，所以一定要让胆回到温，因为胆少阳之气就是春天，温和的季节，它不可以变凉的，它变温和才能够不断地疏泄胆汁。

让胆热胆火回归到胆温的，就是温胆汤，不要说温胆汤里面怎么没有任何温燥温热之药？它不像桂枝汤和温经汤，温经汤有吴茱萸、川芎、肉桂这些温药。

所以这个温是回归人体最舒适的状态，这就是温胆汤“温”字的奥义。

当然还可以从其他方面来去阐释，一个方剂名呢，常常有好几层意思。

《本草经疏》讲到，竹茹虽与竹叶同本，但竹茹得土气多，所以味带甘，它入足阳明胃经。

竹叶较轻，入手太阴肺经；竹心入手少阴心经。

《黄帝内经》讲到，诸呕吐酸，皆属于热。

呕吐泛酸，可以用吴茱萸、黄连，也就是左金丸，再配合姜竹茹，这个酸水就收下去了。此外，还可以加乌贼骨等。

老师碰到上车村的一位阿姨，她老是泛酸水。

我问她：“你是不是眼睛好干涩啊？”

她说：“对。”

“早上起来口苦吗？”

“口苦。”

用小柴胡汤加吴茱萸、黄连、竹茹，三剂药就好了。

她说：“你这里面有哪一味药是中和胃酸的？”

我说：“没有一味。”

你看在中药世界里，它不用中和你的胃酸，就能够将你的胃酸制服。

《本经逢原》记载，竹茹专清胃腑热。

所以胃出血可以用它，喝酒以后，肝木克土，导致胃出血。这个竹茹刚好像肝的这些络脉，可以顺肝气，然后它又可以降胃气，降气则血不溢。

产后虚烦无不宜。

妇女生完孩子后，莫名其妙脾很虚，人很烦，烦为什么要用竹茹？

因为烦属于心，心火能生什么？能生胃土，你发现你吃饱吃撑的时候，脾气特大特差，所以有些人胃调不好，他一辈子性格都很难相处。

将他胃调好以后，对谁都哈哈笑，而且不容易受激惹，为什么呢？火能生土。

竹茹，只有将这火通过土一降下去就舒服了。

人胃气不降的时候，老容易暴跳如雷，所以治疗一些暴跳如雷、无事常生烦恼的病例，应重用竹茹。

老师碰到一个高血压的病人，暴跳如雷，我给他用二陈汤加竹茹 80 克，一剂药下去，血压平稳，心情也舒畅了。

老师跟你讲，只要摸到脉象亢盛的，这个方用下去，无往不利，所以我们开方处药呢，非常快速，因为我一下子就想到了，他的胃呢被打“水泥”了，就是性格呆板僵硬，暴饮暴食，这个心呢，好烦又下不去，就暴躁了。

竹茹这味药，总体而言，它能让心火降到胃土，太阳的火可以通过地表大地，然后传到下面地壳去稳定这个岩浆，让肾阳得到充足。

所以老师认为，心火要到肾阳，首先要过什么？过胃关。

一个人老是胃不好，那他肾也好不到哪里去，因为需要肾自己去消耗元气，所以胃一打通，心火源源不断送到肾阳去的时候，别提多舒服了。

即使在干活，身体都在强壮，心肾交泰的时候，真的是读书干活，都是在养生。心肾不交泰的时候，哪怕在睡觉，在坐着，在吃西瓜，在享受，都是在伤身，都是在害身，都是在焦虑，都是在长白发，都是在内耗。

竹茹，降心火入到胃土，然后通过胃土的下行，转化为命门之火。所以用竹茹这味甘凉之药，可以起到补益的效果。它对于上热下寒的人，很有作用。

有些心肾不交泰的病人，上面口腔溃疡，下面尿又清长，可以试着在交泰丸里加点竹茹，将中焦这个轮子打通。

所以一切脉，切到两边脉郁大，像蛇吃了一只老鼠或者一只青蛙，中焦鼓起来，这种脉象叫郁脉。但见中焦关郁脉，用竹茹二陈汤，无不应手显效。

竹茹非常便宜，又可再生，是很好的药，在余老师那里，进竹茹是最多的，都是用大麻布袋，一次进十袋八袋的，一转眼就用没了。

竹茹如果用得神的话，它可以治疗狂躁、暴跳如雷，乃至癫狂，为什么？降阳明火，助心火下行。

有一种失眠叫胃不和则卧不安，道理就是阳明胃堵住了，像你把地板打水泥板了，结果你在上面看你能站多久，站下去都跳起来了，赶紧跑了，所以神它都不安的。

《医学衷中参西录》讲到，竹茹善开胃郁，降胃中上逆之气使之下行，故能治呕吐衄血，它能最善清肺利痰，宣通三焦水道，下达膀胱，乃利小便要药。

不要认为只有车前子、瞿麦、萹蓄、泽泻能利小便，竹茹也可以，竹茹利小便之功鲜为人所知。

很少有用竹茹来治肾结石，尿黄赤的，但竹茹是最平和的，而且可再生，价格又不会很贵，非常平和。

有一病人，尿涩痛，直接用竹茹，一次用100克来煮水，就吃了一次，尿就不涩痛了。

竹茹还可以治疗跌打损伤的，瘀血肿痛，就是跟别人打架或者自己骑自行车，摔伤了，局部有瘀肿，服之可以消肿止痛，融化瘀血。

竹茹煮水后加醋，还可以止牙龈出血。

嫩竹外边的表皮粉青刮下来的竹茹功效最厉害，剩的里皮青黄相接的，就是小青皮，里层的功效稍减，为什么呢？因为表皮层再生能力非常强，竹子不断扩大的时候，表层要非常活跃，像人体足太阳膀胱经，它输送是最强大的，所以善治者治皮毛啊！我们用竹茹来治皮毛。

《金匮要略》治疗妇人虚烦，生完孩子以后呕逆的，用竹皮大丸。竹皮是什么？竹茹，竹子的络脉。

刘渡舟老先生治疗一例更年期综合征，更年期期间烦热。最常见的妇女更年期，49岁，七七天癸竭，地道不通，形坏而无子。

天癸竭，为什么竭呢？因为上面阴阳离合了，上面它没有往下走。

比如沙漠，沙漠的沙永远那么干，是因为降雨少。而竹茹就能降三焦，从肺降到肾去。

天癸竭，地道不通，不通就用竹茹，它是竹的络脉，通经脉的，所以它同时集齐降金生水，又疏通络脉的效果，它是治疗更年期综合征极好的药。

所以要善用鲜竹沥口服液，更年期妇女，只要阴虚火旺，血燥的，让她三罐三罐地喝，喝下去晚上就好睡了，怕伤胃，就适当兑点蜂蜜。

所以刘渡舟刘老重用竹茹，加点更年期常用的药如玉竹、丹皮，才服五剂药，烦乱呕逆减轻，再服几剂呢，病去大半，睡眠转好。

本来更年期综合征就是身体潮热、晚上睡不好、脾气暴躁这三大最常见的现象，一味竹茹就搞定了。

这个脾气暴躁，心火不能下行，身体经脉不通以后，会导致人体发热，这竹茹又可以降热，还有晚上睡不着觉，为心肾不交，竹茹可以降胃，有助于心肾相交，这味药真是太难得了。

张锡纯是治疗温病的，他朋友的女儿得了温热病，发热，二便都解不下来，燥结，居然用承气汤还没有取效。

张锡纯一看说："别用承气汤，现在用承气汤还早，因为还在经热，不在腑热。"就是说阳明经热跟阳明腑热，大家要分清开来。

就用生石膏 1 两，碎竹茹 6 钱，青连翘 4 钱，煎汤内服。

为什么用石膏配竹茹？六经实热总清阳明。

为什么要用青连翘？连翘能够去六经之火，尤其善去心火。

服汤药以后呢，不单不呕吐了，也不发热了，大小便也通了，其病顿愈，一剂药即愈。

所以碰到一些热病，小便又黄赤的，要记得用竹菇，既可以退高热，又可以利尿水。

孙某，女，26 岁，顽固性失眠，平时向来急躁，她跟她的兄弟打架，不能自控，自此以后呢，天天睡不着觉，记忆力严重衰退。

然后怎么办？用温胆汤加珍珠母、枣仁，一服用下去，胆胃一降，心神得安，调理月余痊愈。

接着，我们再看《得配草本》中竹茹的配伍。

如果上焦火气大，就要竹茹配黄芩。

胸中痰多，竹茹要配瓜蒌。

惊悸怔忡，竹茹要配枣仁。

胎动不安，竹茹配苏梗。

呕逆噎嗝，半夏厚朴汤里加竹茹，效果更强。

内火导致各种吐血的，非竹茹不治。

唐容川最善治血证，他认为治血证秘诀不在于止血，而在于降气，竹茹就是降气代表。

所以不要认为这个炭类药好厉害，用大量的血余炭等各种炭类药，发现止不了，记得要用竹茹。

痰火黄稠的，黄稠一般是有热，竹茹要配桑白皮。

中风痰迷，舌强不语的，竹茹可以配生姜汁、牛黄。

第23讲

茅根、藕节

茅根、藕节止吐衄而多灵。

吐血，即血从口腔里吐出来。

衄血从哪里出来？血从鼻子里出来，一般血往上涌，多属于血热妄行。也有脾不统血，气虚的，那怎么辨证呢？看脉象虚实急缓。

有力无力辨虚实。

暴病多急，久病多虚。

突然出血，给他凉血比较快；缠绵日久的，就要给他补脾胃。

茅根、藕节，它止的吐衄，一般是属于那种短期的、急性的、热性的。

因为藕生于水中，其性凉。

茅根色白，甘寒，张锡纯称它为玲珑剔透之体，能够凉降。

茅根又叫白茅根，我们从农场采出来以后，一节一节的，茅根的根尖是尖锐的，所以它的这种滋阴，可以滋到经络深处去。

茅根滋阴是带通行的，而且茅根里面还可以看到很多纤维，空空的，有孔多利水，因此擅长利水。

所以茅根可以治疗黄疸、尿赤、尿痛。

中药学中有一种说法叫“苦寒败胃”，但是胃又很热怎么办？那就服茅根，茅根就是甘寒养胃。

所以为什么一些胃溃疡、胃出血等胃病，用茅根配蒲公英，既不难喝，也不败胃。

这组对药也是非常好的。

茅根一般在冬天的时候，全部枯掉了，变黄，等春天的时候，一发芽，一茎直上，长出锐利的针来，就叫茅针，用茅针煎水喝可治疗脓疮。

为什么呢？有刺能穿破能消肿，这个溃脓、痈疮，它就能够破。

《神农本草经》讲，茅根能够主血痹，治疗血气痹阻，跌打损伤，月水不通。

有些人在跌打损伤以后，尿都是红的，这时就要用茅根。茅根止吐衄很灵，消化道出血、呼吸系统出血，统统都可以用。

曾经有一个工人，从高处坠落，背部着地，鼻子、口腔、牙齿，全部震荡出血，可是没有多余的钱来医病，他就准备能扛就扛了。

然后工头说他们当地人以前经常碰到出血的，大家就去采一种草，也就是茅根。

于是他就采回来一大捆熬水喝，喝完三天就好了，还没有后遗症。

如果遇到高空堕落伤，这些瘀肿叫血痹，"闭住"在那里了，发热，可以用茅根。

《名医别录》讲，茅根主下五淋。

五脏热，小便淋漓涩痛，为尿道炎，用茅根跟车前子，止尿道炎。如尿道炎，尿痛、尿血的话，车前子的力量还不够，因为它以利水为主，要止痛，还要止血，得加白茅根。所以我们用黄芪、白茅根、益母草、泽泻，治什么？治肾炎尿血。

病人拿着检查报告单过来说，他肾炎很久了，现在检查报告出现尿潜血阳性，怎么办呢？我们可以通过黄芪来补气，白茅根来止血，共达补气止血之效。

《药性论》讲，茅根能够主消渴，煎汁服之。

如果咽干口燥，可以不断地嚼茅根，它带点甘蔗甘甜的味道，所以新鲜的茅根煮浓，能够甘寒生阴，可以治疗咽干口燥。

《日华子本草》讲，茅根主妇人月经不匀，通血脉，主淋涩。

月经，古代叫月水，茅根有助于血水的和调，所以调水呢，等于调血。

对于月经不调的病人，怎么四物汤、桃红四物汤去调，还不理想？因为血不利则为水，水不利有瘀血。

就是有些水湿，包括囊肿积液，它停滞在那里，不肯“走”，那局部就会有瘀血，像这个脚肿、水肿，必定带有循环不利，循环不利必定会加重脚肿、水肿。

这个时候，用茅根、益母草，加到四物汤里，可以调经血。

曾碰到一例闭经的病人，四个月没来月经，晚上睡不着觉，余老师一看，用桃红四物汤加川牛膝、白茅根、车前子。

我当时一看，白茅根、车前子，利尿的药，怎么用来通经水了，才服用不到七剂药，月经就来了，通调了，排出大量的恶血。

其他的医生呢，都是用活血破瘀，余老师另辟蹊径用利水的药。

还有一次碰到武当山的道士，练功夫，练旋风腿，把腿踢肿了，肿了大半个月都没有好，然后一瘸一拐，几个人扶他到任之堂来。

余老师一看，腿肿了，还是这个思路，用桃红四物汤加泽泻、泽兰、益母草、白茅根。

我当时想，白茅根、益母草，这些不是利水的吗？怎么拿来治疗这个腿肿瘀青？

余老师讲到，这个瘀肿，既要活血又要消肿利水，要双管齐下。

既要活他的血脉，也要通他的经络，所以用四物汤来活这个血脉，再用白茅根，色白，玲珑剔透，像经络之体，用来通经络。

不用三剂药，这个腿又可以踢来跳去了。之后凡道士在练功夫时，偶尔外伤、脚肿、踢伤，都会来余老师这里拿药。

所以，只要身体不虚的瘀肿，开药都是活血利水，非常管用。

《日华子本草》讲，白茅根能通血脉，又可以利月水，非常好。

因为水一旦通了以后，这个血就通了。

《本草纲目》讲，白茅根甘，能除伏热，利小便，止诸血呕逆，喘急消渴，乃治黄疸水肿之良物也。

它是治疗黄疸水肿的良物，还特别擅长治酒毒。酒毒一般积在哪里？肝跟肾。一般排泄靠哪里？大肠跟膀胱。

白茅根就很擅长将肝胆血液里头的毒，偏渗到膀胱，排出体外，它的甘味，能够增血液的阴分，稀释掉这些酒毒，它的钻劲穿破了，能够将酒毒往下“赶”，它的空心多纤维，可以通表里气，具有通透之性，所以张锡纯讲它叫玲珑剔透之体，就是能将病邪带出体外。

所以服白茅根，尿量会增大。

有人问我：“经常要应酬，喝很多酒，怕伤肝怎么办？”

我说：“血里头有毒，要通过小便，偏渗透出体外，你去挖白茅根，大量的煮水，喝完以后小便变得清长了，就可以停了，这个酒毒就解了。”

当时我跟诊一位老先生，我看他的方子里治肝炎的，每每好用白茅根50～80克，对这些转氨酶升高的肝炎呢，效果还挺不错的。

凡是尖尖的，它都象征着兵器，多少有入肝的作用，肝就是将军，带兵器的。

凡是白白的呢，比如白茅根，甘甘甜甜的，能够解毒，所以进入肝中又可以解毒。

《本经疏证》讲得非常好，低洼积水之地，茅根不大爱生长，茅根生长之处，不大爱积水，以其体滑能利水也。

茅根还有个特点，一旦周围的草木高过它，它被遮阴了，它就长不过来了，它是非常喜阳的。

我们看《医学衷中参西录》如何论茅根。茅根，尝之凉口，味甘，具有清补的功效；中空有节，头尖，最善透发脏腑郁热。

所以在老师看来，一味茅根浓煎就是丹栀逍遥散。

有时候在南方看到一些富人，怒发冲冠，为郁而化热。茅根带尖，就能破郁，性凉，就能清热，而且它还清血热，功效相当于丹皮、栀子。

所以它透发脏腑郁热，托毒外出最有效，善利小便淋涩作痛，称奇。入肺清热，可以宁嗽定喘；入胃生津，可以止渴除烦。肺胃热所致的咳血、吐血、衄血、小便出血、皮下出血，用茅根方必效。有用茅根而不效者，必用茅根之干品，非鲜品也。

像老师以前治鼻子出血，非常厉害，随便出招都可以。曾有一病人，鼻子出血，我说："用茅根、旱莲草，各30克。"他一回来说："没好。"

我说："怎么没好呢？"

他说："我在药店里买了好几剂。"

我听后，一下就知道了，我说："我们当地就有得采，你现在试着到这个田埂边去挖这个茅根。"

然后再在水沟边采旱莲草，旱莲草当地叫乌墨草，它的汁是乌黑的，墨绿的。

血见黑则止。

旱莲草也是凉血的，两味药各采一把，再一熬，喝一次就好了。

所以有的时候，病人用的药效果不太好，让他改用鲜品，就非常有用。

只要辨证对路了，脉摸下去脉象比较亢盛有力的，用鲜品最有效果。

在我们五经富，碰到鼻子出血，咳痰带血的，只要将旱莲草或者茅根的鲜品，捣烂来煮水，这两味药清凉，不要煮太久，要保存药物的凉性，喝下去血立马就止住了，当天喝当天见效。

这是鲜品的作用。张锡纯在书中的表述：然必用鲜者，其效方著。

什么叫茅针？就是茅草在春天发芽，像针一样长在地上。

采一把茅针就可以治疗疮痈溃烂脓破不出。

将茅针煮水服下，脓水就可以破疮而出。

张锡纯医案：有位西医，得了温热病，头痛脑热，心中烦，服了退热药后，热退了，瞬间又升起来，张锡纯一切脉，浮而有力，属于温热病。

他用新鲜的茅根 4 两，滑石 1 两，煎汤服，一剂而痊愈，病人已汗出。

重用鲜茅根，还有一定的解表作用，茅根配滑石可解表利尿。

所以对于温热病，头痛脑热，身体发热有火的，可以用茅根、滑石。

还有一妇人，小便排不出，积成水肿，服一切通利小便的药，皆无效，脉跳得非常快，重按有力。

张锡纯问她："你是不是心中非常烦躁？"

对方点头。

张锡纯说："用新鲜茅根半斤，煎汤两大碗，代茶饮。"

嘱其徐徐不断地饮，使药力昼夜相续，病人连服五日，热退小便利，脚肿尽消。

茅根大胆用到半斤，有好多医家看了都大吃一惊，这就是一味单方，吓煞名医，或者单方一味，气煞名医，这就是茅根。

有个男孩子，6 岁的时候，鼻子经常出血，到几家医院看过了，都没有治好。

然后，刘老就嘱咐他的家长，天天用白茅根煮水给他喝，喝了一个月，从此不再流鼻血。

原来茅根可以喝这么久，而且不会伤人。

有些人说："曾老师，我喝茅根了，怎么还流鼻血？"

"你喝了多少天？"

"喝了三天。"

就说有些呢，只要是血热的，摸下去脉象实有力的病人，可大胆喝茅根水，喝到他小便清长，喝到舌苔慢慢转到淡红了，鼻血必止。

《得配本草》讲，茅根得葛根，治温病，烦热呕吐。

茅根配茵陈，还可以治五种黄疸。

茅根配枇杷叶，可以治疗咳嗽。

茅根配合竹茹、黄连，可以治疗胃热呕吐。

茅根配合大小蓟，可以治疗下半身的出血，如痔疮出血、尿血，因大小蓟，可凉血止血。

总而言之，单味新鲜茅根重用，水煎服，对于多种血热出血，效果奇特。

老师以前看古书，看到有一个四鲜饮，用四味新鲜的药，白茅根是其中一味药，退温热病高热效果非常好。

所以我们用芦根、茅根、葛根，都可以退这个温热病高热，新鲜的药效果会更好。

有些人用葛根来退热，发现效果不太理想，可如果改用新鲜的，效果就非常好。

好，接下来讲藕节。

藕节，是常见药材，莲藕的“关节”，节都有一个作用——停止。

藕节有收敛止血之效，有化瘀之功。

我们观察这个莲藕，它表面有一层清水，下面有一层淤泥，就像我们的血管，血管中间流通的是比较清的血液，血管壁上沉淀的，就是血管斑，这些垢积就是淤泥。

莲藕就最善于化塘中的淤泥，转为清爽。

南方人喜欢在莲藕收成的季节，买莲藕来吃，它可以净化血液，连带藕节吃下去，它就可以止鼻出血。

有些孩子老容易鼻出血，不用吃药，去买莲藕煲汤来吃，就可以凉血止血，它有这个化瘀之功。

老师经常给血脂高的，瘀滞比较重的病人，用藕节来化瘀。

这个莲藕在泥塘里头，好像外表很污浊，可是一掰开来，里面干干净净，雪白的。

莲藕一身是宝，它像柑橘一样，从头到脚都是宝。

莲子有健脾止泻之功，有哪个名方用到莲子？参苓白术散，此方健脾止泻，所以脾虚湿泻的，大便不成形的，参苓白术散可以常服。

莲须有固精止遗的效果。

莲荷的梗，能够宽胸理气，这个梗像人体的躯干，所以我们说用苏叶来发汗解表，用苏梗宽中理气，用苏子能够降痰。

我有一位老师最擅长用四逆散，去甘草加苏梗 30 克，治疗一切肝气犯胃的胃胀、胃痛。

我问："为什么去甘草呢？"

他说："中满不食甘。"

"为什么加苏梗，而且一重用，都是 30 克、50 克？"

"因为苏梗最为平和，又可以解当今的鱼虾蟹毒。"

所以他用四逆散去甘草加苏梗 30 克、50 克，加加减减，用了一辈子。

一味苏梗太重要了，不要采了苏叶这梗就不要了，梗宽胸理气啊，一味苏梗就是胸三药。

所以余老师那里种了很多紫苏，梗能宽胸下气，一味苏梗就是下气汤，它能从胸里头一直下到腹中去。

所以如果最近老觉得咽喉梗塞，有气又发不出来，像梅核气一样，可重用苏梗。

所以胸闷喜叹息，可以用苏叶梗或苏梗煮水。

莲房炒炭以后，可以止血，用于月经过多、崩漏。莲的子房相当于人体子宫，所以莲房炒炭是治疗崩漏非常好的药。

莲房炭比藕节还厉害，藕节专门止泻的作用也非常好。莲子心可以清心火，以心入心，它是最苦的，焦苦入心，所以莲子心清心火。

莲花可以美容，外敷或者代茶饮都可以。一味荷叶，可以升清阳，化湿和胃。

所以夏天暑热的时候，或者血脂高，人流的汗很腻，莲藕是良好的保健品，不可以小瞧。

《本草逢原》记载，莲出淤泥，而无浊气沾染，其根温达诸窍，联络诸络，乃通调津液之上品也。

我们看这个藕，它能通调津液，所以久服令人心欢止怒，它是冰清玉洁之体，心欢就是开心，止怒就是说这个发怒的现象减少了。

产后血闷，用莲藕配合地黄，捣汁，加热酒跟童便一起调服。

《本草纲目》里记载李时珍碰到一个男子，小便涩痛带血，痛胀欲死，他用这个莲藕汁，送服血余炭，每次服 2 钱，才吃两三次就好了，从而证明这个藕汁，止血热、血痛、尿痛的效果奇特。

有老中医去试效藕节止鼻衄的作用。

有一位熊女士，每天鼻子都出血，但是医院检查，鼻腔又没有什么异常，治疗多月不见效果，心中恐慌。然后老中医让她不妨用藕节煮水内服试试，方法就是每天用 10 余个藕节洗干净，煎水两次，然后兑在一起，代茶频饮，不需要加任何的糖跟盐。

服药期间，也不要吃煎炸烧烤，还有补药，辛辣的食物，这条很重要，因为辛辣的食物能动血。

如果你用的是凉血的药，再吃动血的食物，就像你扶起一个人又把他踩倒在脚下，等于没有扶。

连服三天，居然鼻血一天少过一天，只服一周鼻子再未流血，心中大悦。

后来又发现咳痰带血的，用这种方法也可以治好。

《得配本草》讲到，藕节止一切血病。

大家以后看到暴怒吐血的病人，为防止他脑出血，就用藕节白茅根汤，降血压的效果真的不错。

还有服了补药以后，出现眼底出血的这些都可以用。

藕节是凉性的，如果需要用它的止血功效，但是这个人体又是虚寒的，那怎么用？有一招就是用炒，叫“去性存用”，去它寒凉之性，存它止血的功用。

凉性的藕节，还可以配合温热的艾叶、炮姜，用于温经止血。

第24讲

苦　参

苦参治发狂痈肿。

苦参，是四大苦药之一，不能用一般的苦来形容，可以说是极苦。所以用苦参要注意，未言其利，先要避其害，有胃下垂、胃泛清水的，千万不要用苦参，防止雪上加霜。

老师以前碰到过一例便秘的病人，他说他不能吃苦参、黄连，他一吃过后，便秘更凶。这是因为他本来就胃肠蠕动力差，凡是寒凉之药又都容易损伤阳气，阳主动，所以他胃肠蠕动就更差了。

苦参是把双刃剑。它可以将火气炎症邪气灭掉，但如果不是火气旺，它就会伤你的正气。这叫“有病则病挡，无病则人受”。

所以只要真碰上热盛发火，火盛发疮，火极发狂。

这就不一样了，一般的热就叫发热了，热到极处就上火了，火呢不断地累加就发炎，发疮痈，发肿毒。

这炎势还在累加，热扰心神，那人就发狂了。

所以疮痈到极致的时候，叫疮痈走黄，即热毒壅盛内陷心营，这些疮毒一入心，人就会狂躁。

这时怎么办？趁着发热的时候，用点苦参。

老师碰到一例口苦咽干，屁股还长了一个疮的病人。

我让他用四妙散加苦参、艾叶、丹参、菖蒲、威灵仙，共九味药。三剂吃完疮就退掉了。

所以苦参对口苦咽干，又长疮痈的，效果比较好。

苦为心之味，它又是胆气不降的反应。

苦参对热毒血痢跟痔疮有很好疗效，所以用乙字汤，加点苦参，可以治疗痔疮出血，很管用，不要小看乙字汤，虽然只有大黄、黄芩、升麻、柴胡、当归、甘草六味药。

加一点点苦参，对于大便干结，又出现痔疮，一使劲痔疮就出血的，它能够清热止血。

苦参的苦跟黄连的苦有所不同，黄连的苦偏于清胸膈、清肺的火，苦参的苦更擅长于清下半身湿毒湿热湿火，对于下体湿热湿毒的效果极佳。

人体下焦湿热各种疾患，阴囊潮湿、赤白带下、霉菌性阴道炎、阴道糜烂、肛周瘙痒，临床都可用一味苦参煎汤外洗，疗效俱佳。

《外科正宗》上有个治疗风疹瘙痒的名方叫消风散，使用一派祛风解表的药，如荆芥、防风、蝉蜕之类，再配合苦参，来清热解毒，达到向外疏散风热，向内清解湿毒的效果。可以湿热里外俱清。

如果瘙痒奇痒难耐，要配一些皂角刺，为什么呢？因为皂角刺能透，能破，适合奇痒难耐的病人。

在老师看来，带刺的药，在里面可以消痈脓包块，比如皂角刺在仙方活命饮里，是治痈脓包块的“先锋部队”；在外面呢，可以祛风湿癣痒。

有刺能透，它可以透脓外出，透毒外出，皂角刺像将军一样，一马当先，像前锋，可以在前面冲的。你看犀角，犀牛在打架的时候，它就用这个尖角向前顶，冲锋陷阵，像钻头一样。

止痒的这些药，有一个特点，一包药里头，总有一些药是带刺的，如杠板归、两面针、穿破石，它们就能够驱逐。像原始部落的人，你侵犯他们的部落，他们就会拿带刺的武器将你驱逐。

所以邪气侵入体内，我们就要用一些带刺的草药，来提高卫表能力，提升胃气。

《神农本草经》讲，苦参，味苦，性寒，主治心腹结气。有一个说法叫愁肠百肚，也叫愁肠百结。

有些人他吃得好，住得也好，但就是肚子老不舒服，为什么？忧愁。

有好多人患慢性结肠炎、胃溃疡、肠溃疡、肠息肉、结肠炎，大多是心腹结气，有纠结的东西不能释怀。

苦参主水，可以除痈肿，补中，明目，止泪，还可以治癥瘕积聚、黄疸、尿有余沥。

苦参有这么多功效，但是《神农本草经》把治疗心腹结气排在第一位，为什么？因为凡参它都入心，心与小肠相表里，它是带苦的参，苦又能降浊，苦寒清火消炎热。

所以人心有千千结的时候，肠胃就不通，苦参刚好入心，清肠。

古人有一个治疗恶毒在腹肠，甚至像痢疾一样拉出秽浊东西的方子，叫香参丸，木香配苦参，内服苦参一般用 6 ～ 8 克，木香用 10 克，木香就行气，苦参就消炎败毒去湿热。

一个行气，一个排湿毒，气行毒解，病去如抽丝。

老师曾看过一病例，伸出舌头，舌苔黄腻黄腻的，我问他是不是肠胃不太好，大便黏肛门，很废纸，冲厕所很废水。他说没错，就是这样。

我就给他在四逆散的基础上加木香、苦参。

吃完药，这个大便就排得很顺畅，很舒服。

苦参，居然还可以破癥瘕积聚，不论是无形的气结，还是有形的血积，长成的包块，我们都可以用。

苦参也可以治疗黄疸，它跟茵陈联用，可以排身体的黄水。

老师觉得现在好多学子，气色不够亮泽，虽然没有到所谓黄疸的身黄、眼黄、小便黄的阶段，但是小便已经带黄了，身体就不舒服。

体内黄染积久成毒，积毒就成病。老农锄地有助于排黄汗，但是很多人长期在城市里，没办法排黄汗，皮肤黄浊了怎么办？

可以用一个方子叫麻黄连翘赤小豆汤，它可以用于常年在空调屋里头湿毒郁积又少出汗，皮肤的毒又比较多，发疮疡湿疹的人群，此方可以将湿毒排到膀胱通过小便排出体外。

《名医别录》上面讲，苦参能醒酒，治小便黄赤，利九窍。

九窍像沙尘暴那样，就用苦参，湿热一熏蒸，眼黄、目黄、口黄、口臭，统统消失了。

《本草图经》讲，苦参治风热疮疹最多。

荨麻疹属于热毒类型的，舌尖红。

怎么断它是热毒？心主火，心开窍于舌，一伸舌头就能看到舌尖红。

我一见舌尖红得很，比平常要红的，我就知道这个可以用 3 ～ 5 克苦参。

用完，觉也好睡了，尿也变清澈了。

在《丹溪心法》上有一招秘诀，治狂邪发作，无休无止，披头大叫，欲杀人，不避水火。

有些发狂之人，他家里按他不住的，他敢往水里跳。你看有些人被狂犬咬伤以后，身体不受控制，要往水里跳，往山上跑，心神狂越，登高而歌，弃衣而走，怎么办？有一招，一招鲜吃遍天的方子。

苦参不拘多少，打成粉末，用蜜调成丸子，梧桐子大，每次服用 15 丸，用薄荷汤服下，可以治疗这种狂躁。

有一些人微狂躁的，怎么说呢？压力大，想摩拳擦掌要打人的，非常暴躁的，晚上彻夜都睡不着的，我们就来配这个苦参丸，不贵效果又好。

老师认为，失眠的人呢，多多少少都会躁，躁乃狂之渐，狂乃躁之极。

就说一个人发狂，是躁到极致了。

所以我们不要在狂的时候治，在躁的时候就要治了，也就是微狂躁，可用苦参丸治疗。

朱良春朱老有一个汤方，他自己用了多年，是一个效果很好的湿疹奇方。

苦参、白鲜皮、紫草、黄柏、丹皮。

大家看都是带皮的，治皮。比如知了，把“衣服”脱掉，那层皮即蝉衣、蝉蜕，就能引药到表，可以去除败浊。

土茯苓除湿，甘草调和诸药。

以此为底方，如果奇痒难耐，要加夜交藤，用于安其精神。

如果瘙痒又流很多水的，要加苍术、白术、薏苡仁。

老师碰到过一位病人，他一吃水果，像梨跟葡萄，大拇指就起白色的水泡，只要一停，三天就好了。

我说这是脾胃虚了。脾主湿，脾虚以后，这个肌肤就冒水泡。

我让他用参苓白术丸，服用了大半个月，从此吃水果，大拇指再也不冒水泡了。

黄水淋漓者，苍白术薏仁主之。

这种水泡一挤就爆出水来，浊浊的，白白的，有些带黄的。用苍术、白术、薏仁，苍术、白术偏于治疗白水；薏仁偏于治疗黄水，是凉利渗透的，它们相互配合，黄水、白水就都可以用了。

假如一个人食海鲜鱼蟹，容易发作湿疹的，可以多加一点苏叶、陈皮，或者芦根。

假如暴饮暴食湿疹了，要加山楂、枳壳、槟榔，破其食积在腹。

假如皮肤干燥的，像老年人皮肤干燥，出现裂纹的，晚上瘙痒得厉害，但是又不会流水，像干枯的木头，要加点润药，如生地、火麻仁、何首乌。

止痒药六味：威灵甘草石菖蒲，苦参胡麻何首乌。药末二钱酒一碗，浑身瘙痒一时除。

直接将药物打成粉，扑在皮肤上，或者直接用汤方煎水外洗，效果都不错。

苦参可治不寐。

一个人长了痈疮过后，它能睡好觉吗？不能，坐立难安。

用苦参，治其疮痈，也安其神志。所以它能降火交于肾水。

黄连和肉桂是交泰丸，用苦参和肉桂也是交泰丸。

黄连贵，我们就用苦参，一样起效果。

《新中医》记载，用苦参 60 克，煎浓汁，去渣后，加入 2 个鸡蛋，60 克红糖，鸡蛋煮熟以后去壳，连汤跟鸡蛋一起服下，每天吃一次，通常一周左右，痔疮可以明显好转，有些轻微的可以根治。

这叫苦参蛋，是治痔疮的。

苦参还可以治疗坏死性肠炎、中毒性肝炎等危急重症，有意想不到之效果。

苦参的解毒功能非常强大。

国医大师梅国强老先生发现苦参有一定程度稳定心率、抗心律失常的作用。

所以当心跳加快，定不下来，好像要跳出胸口来的时候，可以用苦参。

炙甘草汤治心动悸、脉结代，加点苦参下去，稳定心率的作用更强大。

所以国医大师梅国强老先生治疗心脑血管疾病，常用苦参作为专药治疗心悸、脉结代，用量多达 20 ～ 30 克，大有平定心悸、安稳神志之功。

《得配本草》讲到，一个人牙缝老是出血，怎么办？苦参配合枯矾，可以止血。

风癞热毒，头上老长疮，一堆又一堆的，苦参配枳壳就可以治。

带下赤白，苦参配牡蛎。

因为苦参是直接将湿热清出去。牡蛎呢，牡蛎它就是壳，两个牡蛎壳就是两扇门，一合就关住了，它就能将阴道里的精华收进来。

所以苦参牡蛎粉，专治带下黄浊臭秽，淋漓不尽。

如果是年老体虚的老妇人，要加胶艾四物汤，效果奇特。

老师碰到一位老妇人，阴道里流白带，像泉水一样，渗出物不断往外渗，她吃什么营养就全漏出来了。怎么办呢？

我说那就用胶给它黏住。什么胶呢？胶艾，阿胶。

凡是如胶似漆的药，都有黏附阴阳之效。

看到那阴道里老流白带的，可以就用一味杜仲，浓煎，加点大枣，好喝一点，不会那么苦涩。

她一吃下去，带下增多就好了。

为什么呢？这是老师悟的，我想到这杜仲一熬一拉丝，那白丝居然不会断，它就像胶一样，黏滞的，质黏一般能补肾，味香大多健脾，色白一般入肺。

妇科带下黄臭、黄浊，普通的就用苦参、牡蛎，严重的、上年纪的、体虚弱的，就用胶艾四物汤加苦参、牡蛎。

至于效果能否维持长久，那还要看什么？看后期的养生，反正一下去就见效，这是奇效良方。

近年来，苦参治疗阴道滴虫的报道非常多，它常跟黄柏、白芷、蛇床子联用，但凡下体流出黄色黏液，或者阴道瘙痒的，这个方奇效。

把苦参跟枯矾、硫黄制成软膏，可以治疗疥癣，癣症。

如果是湿热型尿道炎、尿路结石，可以单用苦参或者加蒲公英、石韦，效果奇特。

妊娠小便不利的妇女，可以用当归贝母苦参丸，因为只用苦参清热解毒，它会败元气，加点当归润一下比较好。

第25讲

地　榆

地榆止血痢血崩。

地榆、槐花，专治痔疮出血，这是最好的药对。

我在上大学的时候碰到一位同学痔疮出血，连续出血了四五天，我和他说先不要去看病了，来试试看药书上讲的是不是这么回事！

于是我们将地榆、槐花各抓30克，煮水，喝完下午就不出血了，第二天就没事了，直到毕业结束，痔疮都没有再出血过。

对于偶尔痔疮出血的年轻人，地榆和槐花效果真的非常好。

地榆味酸苦，酸能收，酸收敛血，苦能清，清热凉血，血就不会喷而外出，血就不会热而妄行，所以它可以凉血止血。对于便血、尿血、痢疾出血、痔疮出血、崩漏下血，乃至于胃出血、牙出血，地榆都可以治。

地榆还有一个为人所罕知的效果：治水火烫伤。

如果烧伤了，地榆配紫草，把它们制成膏体，涂在创面处，就可以增强创面恢复。如果再配上白及，效果会更好，因为白及可以生肌长肉，有助于出血口愈合，还可以使伤口无斑点、疤痕。

生地榆凉血止血，炒地榆收敛止血。

所以碰到女性崩漏，脉象又很弱的，可以用归脾汤加白芍、地榆，白芍重用到 30 ～ 50 克，地榆 20 克，注意地榆要用炒炭的，常常一两剂就止住了。

关于炭类止血的药，为什么地榆一炒炭止血作用会加强？一个是炒炭以后，它的凉性会减掉，温性会增加；湿性会退掉，燥性会增加；散的作用会减少，收的作用会增加。

把一包炭，放在家里，会发现湿气变少了，厨房草木灰周围带炭的地方比较干爽，所以炭有收敛之功。

第二，炭是黑色的，血见黑则止，火遇水被克，水其色黑，火其色红，所以出血，就是出火，出火要用水去克，所以出红就要用黑来止，炒炭止血，炒炭是增强固涩止血的，所以止血可以选茜草炭、藕节炭、小蓟炭、地榆炭、血余炭。

《神农本草经》讲，地榆治金疮。

金疮就是刀斧伤，受伤了，被金属伤到了。

所以古人打仗，身上一般要带上地榆散，如果有钱可以带三七散，所以一旦被兵器刮伤，流血不止，就可以用地榆散。

《名医别录》讲，地榆能够除消渴。遇骨节伤，可用地榆做金创膏，奇效。

跌打外伤科的，真的要擅长用地榆，把地榆跟大黄配在一起，有外伤的，局部滚烫发热的，这个膏调蜂蜜敷上去，伤口就会好。

消渴，就是血热鼎沸，地榆能凉血止血。

这血一清凉下来，人就不燥渴了。

《日华子本草》讲，地榆能够排脓止血治鼻洪。

什么叫鼻洪？鼻洪就是鼻子流血，像洪水一样喷出来。

普通的小流鼻血就用竹茹、旱莲草、白及；如果严重的鼻洪，也就是大流血，用地榆、白及、竹茹、旱莲草。你就来一次药物联用，用小师叔的经验，配上《日华子本草》的经验，再配上老师的经验。

地榆，其用有二，主下部积热出血，同时可以止下焦不尽的月经，肛周出血，或者子宫出血，都可以用，它的止血主要是偏于下半身的。

所以它叫地榆，地就是下面，叫地下，所以腰以下的出血，用地榆非常有效果。

那天有人跟我讲，要是小孩子被小狗咬伤了怎么办？

《本草纲目》讲，地榆捣汁酿酒可以治疗中风偏瘫，可以补脑，地榆捣汁直接涂到伤口上，可以治疗虎狼狗蛇虫蜂咬伤，现在被老虎咬伤的好少，不过可以用来治疗狗咬伤。

就说它局部可以凉血，让你这些毒热不会再走窜。

老师以前碰到一位老中医，他专门治小儿疳积热，效果非常独特，他拿那个药粉子，让小孩子吃，诶，这疳积不爱吃饭，身体又发热，舌尖红红的，吃一次两次就好了。

我还奇怪是，什么药呢？一看，保和丸加地榆。

我心想，加地榆干什么？地榆不是治大便出血、痔疮出血的药吗？它还是治月经崩血的要药，可这里怎么用到小儿疳积了，风马牛不相及，后来一看书，《药鉴》讲到，地榆下止妇人带下崩中，上疗小儿疳热积滞。

什么叫疳热积滞？就是说，吃东西吃撑了，身体撑得发热了，地榆可以去疳积发热的。

有一妇女，月经来了大出血，止都止不住，躺在床上都不敢下，后来她就用一味地榆跟米醋一起煎服，说这是民间验方，一次用 80 克，吃两个周期全好了。

这个方子出自《太平圣惠方》，后人用此方治下焦血热崩漏有奇效，后来发现无论何种崩漏，几乎都能够完美地收效，尤其是这个病程拖得很久，气血耗散的，地榆能起到散者收之的效果。

一位学生，才 16 岁，考前很紧张，月经又刚刚来，量多如注，头晕目眩，倒地送到医院，治疗十多天，虽然缓解，可是还不断地漏血，一动脑子，一劳累，漏血马上增多，没精神，考试又考不了，饭也吃不香，医生一看，双脉沉细，沉为病在里，细为血少，这是气血两虚，马上开八珍汤、归脾汤之类，发现稍有效果，可是还不断根。

于是呢，想到散者收之，在原方基础上加地榆 30 克，就八珍汤、归脾汤再加地榆 30 克。

服后稍好一些，干脆就用地榆 30 克，直接水醋各半煎服，仅服两剂，血即干净，为什么呢？水醋各半煎服，纯用醋效果肯定更好，但是容易伤胃，水醋各半的话，那个浓度就刚刚好。

比如说，叫你直接喝上几口蜂蜜，好腻，好难受，但是呢，蜂蜜兑上一碗水，然后再喝下去，啊，好舒服。

所以在补气血的基础上加地榆，就可以治疗出血。

看看地榆它为什么有止血圣药的美名，《实用经效单方》曾记载以下几个案例。

王某，男，25 岁，上山砍柴，一不小心，割伤了右脚，血出不止，用地榆粉敷上去，立止。

江某，36 岁，大便后，老是肛门渗血，五年反复不愈，用一味地榆，每日 30 克煎水，连服三天，便血止，没再发作过。

所以常常这些多年不愈的，只要得到一两味药，它就好了，这叫单方一味，气煞名医。

这个典故是这么来的，以前有一位老医生，辨证论治非常厉害，碰到一妇女老是崩漏下血，不论是按气虚，还是血瘀、血热，去治，都没治好。后来呢，碰到一个乡野匹夫，拔了一把地榆 200 克，一次煮水吃了，这崩漏就彻底好了。

《中医验方汇选》记载，一妇女，被火烧伤，面肿，目不能开，嘴唇不断起血泡，用生地榆研成细粉加香油涂患处，第一次就不痛了，第二次再敷，这个肿就收了，多敷几次，全部好了，还不留斑。

古今的这些胃脘痛、痞满、嗳气，常用方一般都没有地榆这味药，你去看，哪家的胃炎散放了地榆的，高手，为什么呢？因为用胃镜观察胃炎，就有点类同于口腔溃疡溃烂，它先是红的，后来出现白的烂肉，甚至有一些出血点。怎么办呢？把炎症溃疡创口当作烧伤、割伤来治，这种思维理念呢，遥遥领先于众医。

知道这个思维理念你就赚到了，用地榆炭治疗胃病。

“有胃病吗？”

好，我给你开点生姜、蜂蜜，人吃了都没事，食物嘛，配点地榆，地榆很安全，没听过有人吃了地榆后，会中毒出问题的。

炒地榆 30 克，再加点生姜跟蜂蜜，让病人调来煮水喝。

其他的不讲，它专门就把胃的糜烂口给收掉了，就比如说原来有三四个糜烂孔，诶，怎么吃完以后呢，就一周，糜烂孔全部收掉了，再胃镜一看，好了。

如果胃脘非常烧灼疼痛，有些人胃热，消谷善饥，胃里好像一团火在这里，地榆要用到 60 克，就可以缓解。

如果胃寒，容易泛清水，地榆就用到 20 克，生姜多加几片。

为什么这个方子可以包治各种胃病？因为百种胃病离不开寒热，那我靠地榆之寒，配合生姜之热，再配蜂蜜之润，那不就调好了，就是剂量的调整而已。

还有慢性萎缩性胃炎，我告诉你们一定要加两味药。这病人原本吃一碗饭，后来半碗饭，再后来就是小半碗，饭量不断减少，说明胃已经萎缩了，装不进东西了，萎缩就是肌肉萎缩，我们只需要补肌肉。

甘甜益力生肌肉，用最安全的枸杞子、山药各 30 ～ 50 克，再加胃炎散，刚才讲的地榆、生姜、蜂蜜三味药，就是胃炎散。

近年来对枸杞子的报告，特别是在外科中，疮痈、烫伤、冻伤、褥疮、老年人皮肤溃烂，无论外用内服，均有效果，而且效果奇特。

这是因为枸杞子色红，肉质又多，汁又黏，又多子，它具有非常强大的生肌长肉能力。

如果是严重的溃疡，就是那伤口太大了，愈合不了，用药下去，它好难长，就加白及 30 克，同煎，它就长过来了，白及就是能够将四面八方的肌肉收敛起来，就像缝缝补补一样，把它补了。

《神农本草经》记载，白及主痈肿恶疮败疽，伤阴死肌。所以白及治一般的胃病呢，并不是简单的收敛止血，它更有助于生肌长肉，解毒散结。

上消化道出血，还有拔牙后出血，老是止不了，不要紧，用炒地榆，它就会好。

肺结核咳血，子宫糜烂出血，或者被恶犬咬伤出血，炒地榆都有效果。

《得配本草》讲，地榆配黄芩，治疗疮痒。

地榆配苍术，治疗肠道下痢。

地榆配砂仁、甘草，治疗下血腹痛。

地榆配槐花，治疗便血。这是经典配，几乎学药的人，都要知道的。

地榆配炒过的蒲黄、生地，可以治疗血热崩漏。

地榆配木香、黄连，可以治疗痢疾出血。

地榆配枯矾，调匀，撒到患处，直接治疗皮肤湿疹、烂疮。

或者直接一味地榆，煎成浓汤，用纱布泡湿了，敷在皮肤烂疮上面，它就会好。

第 26 讲

车前子

车前子利水以止泻。

车前子这味药，最善利小便，它若生在山边道路旁，草太多了，它不好长，若生在田地的田沟里，你即使经常踩它，它照样长得好，因为它只要足够的阳光、足够的湿气就可生长。

凉利之药生湿地，车前子的功用就是渗湿止泻、清热通淋。

一砍树的老人，天气暴热，连砍几天后，喝的水远远比不上流的汗多，结果尿就黄赤，小便涩痛，痛得抱着小腹，万念俱灰，什么事都干不了。

我让他用车前子熬水，加点红糖，吃一次就好了。车前子当时抓了，起码有半斤，新鲜的效果好，只要有小便黄赤、涩痛的指征，车前子就可以用。

何以讲车前子利水以止泻？

《本草纲目》记载，大文学家欧阳修，一次饮食不当，得了水泻，遍请京城名医，不见好转，束手无策，纷纷告退。

一位跑江湖的郎中，走街串巷的时候卖止泻药。

他夫人听到了，就去买。

欧阳修却说：“不吃，不吃，这些俗医怎么可能治好我的病呢？人家京城的医生都治不了了，吃太多药了，我吃烦了。”

他妻子无奈，然后说："好，我们再到一个名医那里求一个方来。"

然后假装江湖郎中所给的止泻药是太医所开，欧阳修好高兴，吃了一次，小便量增多，水泻减少，再吃第二次，不泻了，好了。

后来他的妻子才如实相告，说明这个就是江湖郎中给的方子。

欧阳修听完以后，提上礼物，到街中找到江湖郎中，送上自己的诚意。

然后郎中就说这只是车前子研末用米汤送服而已。

所以车前子是可以用来治疗泄泻的，如果用炒过的车前子，效果更好。

《神农本草经》记载，车前子可以利水道，止痹痛，但并未言止泻。

这个江湖郎中他就讲，人之浊阴往下走，清者归膀胱，浊者归大肠，只要水分能够从膀胱走，大肠就会干爽，像水能够从道路两边的水沟排走，那道路就连下雨都保持干爽。水如果不能从道路两旁的沟走，即使不下雨，路中间都会积水，都会泥泞。

这就是利小便而实大便的治法。

所以我们看有些人大便水泻，不要紧，白术、车前子两味药，必效。

有一位大便已经溏泻三五年的病人，我给他用四君子汤加独活、羌活、车前子，七味药，一剂服后，大便变干爽。

他刚开始看到七味药，想叫改成十味药，我说不用。因为我这个方子就是大便塑形记，这个溏泻的，腹冷的，伤阳的，吹空调、吃冷饮多的，这个用下去，无不效，因为吹空调、吃生冷，就会凉在小腹，影响膀胱气化，所以我用羌活、独活，这点你们一般不知道。

我用羌活、独活就把肠中的水发散到皮肤毛孔，用车前子将肠中的水利到小便。

肠中的水上下一分消，大便就干爽了，所以它叫大便干爽塑形剂。

我再加四君子汤干什么？补土，培土，增强脾的厚度，比如这地方老是泥泞，怎么办？拉个几车土来倒在上面把它铺高一点，你看下雨它还泥不泥，泞不泞。

车前子除了利水，在《药性赋》上还有一种说法，车前子止泻利小便兮尤能明目。

大家是否发现，目珠是一个人生殖机能的体现，也就是说一个人视力变差了，生殖功能也会退化。

特别是有些妇女，生完孩子以后，视力紧跟着下降，等月子坐完以后，又恢复了。

生完孩子一个月她不觉得，还看手机，第二个月呢视力就不行了，为什么呢？子通子，我们的瞳孔叫眼珠子，子宫叫子房，孩子住的房子，所以一般能够治疗生殖系统疾病的方药呢，都可以治疗视力下降。

我的小师弟，小武是治不孕不育的高手，他有一招送子的绝技，是从余老师那里学来的，男性就服用五子衍宗丸，配合金匮肾气丸，来回加减。女性就四物汤做底方，但服四物汤前，要服调经助孕丸，先助月经调和，调经才可以助孕。就比如说我们要在江里，让它繁衍大量的鱼，第一件事情就是水质一定要保证清澈调和，所以要先把江河的淤堵给它挖通开来，让它顺流，鱼儿自然就多了，一断流，自动就少了。

所以调经可以助孕，用调经助孕丸。

男性服五子衍宗丸、金匮肾气丸前，要服四妙丸或四妙散，一般人不知道。这叫扫干净屋子再请客，洗干净碗呢，再装东西吃。

四妙丸专门清理下焦湿毒，湿毒清理干净，再吃这个五子衍宗丸，一下肾气就足了，就能繁衍了。

就像我们田里头，肯定要先锄掉荒草，松一下土，把乱七八糟的东西清掉，把沟渠疏通开来。

黄柏就是除那些湿热的东西，苍术就是松土，薏仁就是开沟利水，牛膝就是下去将田垄垒起来，再将田沟开好。

这些土的问题搞定了，好，开始播种吧，必然是善种的。你不能随便播种，要把荒草先清理干净，所以这个思路非常好。

男子精少精弱的，几乎都可以靠五子衍宗丸制造奇迹，五子衍宗丸里有菟丝子、枸杞子、覆盆子、五味子，还有一味是今天讲的车前子，前面四味呢，大多是什么？补、固、温、涩。

枸杞子红的，是温的；覆盆子，它是收的，收涩的；五味子是敛的。菟丝子是固的，可以让精子变得牢固，坚强。菟丝子是最多的，抓的时候，数都数不清，让精子数目增多的，增强其数目，壮大其体魄，然后呢，完美其游动能力，这是前面四子。最妙的莫过于后面一子，车前子，这是余老师说的。

他说："如果没有车前子，这个名方不会很出名。"

我问："为什么呢？"

余老师说："车前子在众补中起到通利作用。"

你看车前子每个道它都可以通，它可以通输卵管、通卵巢、通子宫、通膀胱，众补之中，起到通的作用，此名方之所以为名方也。

否则前面四子，一味地吃过后，涩滞在里面，人反而烦躁了，有人吃补药后，就烦躁，烦躁进一步就上火了，因为没有一味通的药。

像黄芪，要加点陈皮、鸡血藤一起用。

像用补益的药，燥药，如淫羊藿、巴戟天、锁阳，要适当加一点点白芍、当归，为什么？恐补阳过度，木燥起火，要加点润药。

所以大家只需要掌握了动静，阴阳，刚柔，燥湿，还有上下，掌握好了这十个字，组方的时候就能够稳定在阴阳上面，就算开出很平常的方子，也有很独特的效果。

《名医别录》讲，车前子益精，令人有子。

看到没有，车前子利小便兮尤能明目，表现在哪里呢？它让肾精足，肾足了以后，眼珠子就亮了。而且膀胱经从后背一直贯到头顶，然后再下到眼睛，用车前子可以将眼睛的坏水、浊水利走。

治眼目赤痛，桑叶、车前子，奇效。

用菟丝子、车前子两味药，打粉，蜜制为丸，服下，古今以为奇方也，治什么？治眼睛。

其实就是车前子配菟丝子两味药，菟丝子是补，车前子是通，是合道的，两味药就够了，合道的就两味药，不合道的，你千味药都没用。

所以你们要非常懂得阴阳调和这四个字。

你看名方，都符合这个特点，用菟丝子来温阳，用这个车前子利水来调阴，它们就是阴阳调和两味药。

车前子好生道旁，牛马走过的道路，它是湿气所化，所以气癃水秘而尿停止者，莫不用之为精良。

人何以会无子，子路不疏泄也，其间必有隐曲，用车前子开道，病去则路通。

所以车前子、路路通、王不留行，再加逍遥散，可以催子。

到医院里检查十例输卵管不通的病人，想要怀孕的，医生说要动手术，如果个人还不想手术的，可以来找我，我秘方告诉你，动完手术做通卵的，有可能三个月它就又闭回去，但吃了中药过后，可能三年它都不会闭回去。

用什么方子呢？逍遥散加王不留行、路路通、车前子三味药，因为这三味药号称通输卵管三药。

正常人吃了后，都会很舒服的，因为久坐后会伤膀胱，伤屁股，此方会让下半身流通快一点，也会减轻阴囊潮湿。

《普济方》讲，车前子炒为粉末，乃止泻圣药，专治湿盛水泻。

曾问水泻有何方？焦炒车前子最良。细末一钱调米饮，只消七剂便安康。

这是《海上方》里讲述的，记住，车前子要炒得焦黄，又不能糊。用米粥饮送服，米粥饮它有黏合阴阳的作用。其实七剂还讲多了，一般用得好三剂就可以了，重一点的五剂也好了。七剂是说就算你一点一点地喝，喝上七剂也会好。

《普济方》讲，治小便出血，淋沥涩痛，用车前子晒干打粉，每次服用两钱，或直接采新鲜车前子叶煎汤服下。

乳蛾，扁桃体这个部位，像一个飞鹅扑在咽喉一样，这里发炎怎么办？

这里是小儿最容易感染的。

有一位乔医生，他童年的时候，老得扁桃体炎，觉得扁桃体炎是孩童的噩梦，半个月一个月得一次，三天都喝不了东西，吃不了东西，一吞咽就痛。

不要紧，有一名老中医擅长用玄参、麦冬、车前子，就三味药，一吃就好。

玄参、麦冬好理解，玄麦甘桔汤治咽喉，可为什么用车前子？因为扁桃体红肿以后呢，肿就是水，红就是热，那么车前子就把水肿给利到膀胱排走了。

所以扁桃体炎时应多喝点水，尿量大一点，它炎症就退一点，扁桃体发炎就像红红的电烙铁一样，或者这个刚烧红的这个铁条一样，怎么办？放在长流水里头，铁条一下就凉了。只要人小便清长了，咽炎就好了，急性扁桃体炎，加车前子，让身体三焦膀胱变成长流水，变得通畅。

凡治病必察其下，当病人说他咽炎、扁桃体炎、目珠肿痛等。

我都会问，小便怎么样？

如果他说小便涩痛，那我们将小便给排通以后，他炎症就能退下来了。这叫阳随阴降。

所以办公室一族，要特别注意，坐超过一个小时，一定要起来踢腿动一动。

眼角膜发炎，用车前子跟薄荷煎汤外洗，对急性结膜炎效果奇佳，花钱少又安全。

车前子 100 克左右，薄荷 10 ～ 20 克，新鲜的薄荷可以用到 30 克，水煎以后洗眼，效果好，眼睛红肿热痛，用之莫不应收见效。

接着我们看《得配本草》讲车前子的配伍。

车前子配牛膝，可以利膝盖的积水。

车前子配菟丝子，可以治疗眼肿。

车前子配滑石、木通，可以治疗小便涩痛、结石。

车前子配猪苓、茯苓，可以治将军肚、水桶腰，但是要加防己黄芪汤，是绝方。

车前子加到肾气丸里，配成济生肾气丸，可以治疗老年人肾虚后，腿沉得都抬不了脚过门槛，效果好。

车前子配白术、茯苓，可以治疗脾虚湿泻。

车前子配到六一散里，可以治疗暑热中暑以后小便涩痛，有奇效。

第 27 讲

瓜蒌仁

瓜蒌仁降痰以清襟。

瓜蒌，有全瓜蒌跟瓜蒌仁之分。

全瓜蒌，连里面的瓤、囊都有，它能够洗涤胸中的痰浊。

凡仁皆润，瓜蒌仁可以润滑大便，润肺。

瓜蒌仁因为去掉了这些瓤囊，比较轻，所以它就直奔下焦，降肺入肠；加了瓤囊后，跟仁混在一起，它就会停留在胸部，清胸中之痰浊。

我以前在中医药大学的时候，碰到一位教授，跟他抄方。

有个病人，咳痰，一直咳，老想清但清不出来。

教授就问他："是不是这个痰老吐不干净。"

他说："对。"

然后教授回过头来就叫学生加全瓜蒌 30 克。

他没有教学生，没有讲这里面的道理，你要会用眼睛跟耳朵去学。

等下一个病人来，教授问完，哦，是痰咳不爽，那就要给他方中加 30 克的全瓜蒌。

原来全瓜蒌这一味药，就是擅长润滑胸膈中痰浊，令痰容易咳出来，排出体外。

像机器生锈了，哐当哐当响，给它弄一点润滑油，就没有声音了。

而全瓜蒌就充当润滑燥痰的作用，符合这个治法里的燥者润之，涩者通之。

瓜蒌一般分为瓜蒌皮、瓜蒌仁、全瓜蒌、天花粉。

瓜蒌皮就是外层的表皮，它入肺，可以治疗肌表痰浊，皮肤病。

瓜蒌仁，是瓜蒌种子，种子能润肠。

全瓜蒌是整个果实，它像整个肺一样，能清胸肺痰。

还有天花粉，天花粉就是瓜蒌的根，它可以滋阴润燥，可以去痈疮。

所以一个人皮肤爆一个疮，可以用仙方活命饮。

“贝母花粉兼乳没”，即浙贝母、天花粉、乳香、没药，它就有天花粉，疮痈肿毒了就用天花粉。

疮痈挤出来，是黄黄的，或者红红的，或者是腻腻的油脂，这叫痰浊，天花粉就可以清。

瓜蒌皮一般可以治疗胸痹。

三年前我在上车村看病的时候，有一病人，胸中痹痛，嘴唇乌暗，走 50 米都走不了，是他家里人扶着他来看病的

他过来，我看他嘴唇，他想讲话，我说先别讲，为什么？老师想要树立自信。

我一切脉，就说，心慌心悸，背痛，因为中焦瘀滞，嘴唇又乌暗，肯定有瘀血，呼吸都短气，还要有人扶着，那气怎么可能长呢？脚是凉的，肯定了。

讲了十个症状呢，八九个都中，他一直在点头，马上生起强大的自信，“你能讲对我的症状，一定能治我的病”，这个自信我已经给调起来，调了五成，好了一半。

立马叫学生开四逆散加瓜蒌、薤白这个汤方，瓜蒌薤白半夏汤，这是专治胸痹的方子。

吃三剂药后，不用人扶了；又抓了三剂药，能够赶集了，去闹市了；再吃三剂药，嘴唇乌暗转为红润了。

《金匮要略》里张仲景讲过四逆散治疗咳过悸；瓜蒌薤白白酒汤、半

夏汤，或者桂枝汤，治疗什么？胸痹短气。

但是病人又心悸又胸痹短气，我就把这两个方组合，叫合方治疑难，立竿见效。这个方子抓起来，也不过三两块钱，对于痰迷在里面，气堵在里面的这种胸痹短气的问题呢，老师敢说，它是应手见效的。

瓜蒌仁多跟火麻仁、郁李仁、松子仁、柏子仁连用，所以有个五仁丸。大家看月饼有五仁的，可以润肠通便的，所以平时大便燥结的，买月饼就买五仁的，或者平时多吃麻子仁粥，这个仁能润。

以前老师在珍仔围村碰到一个男子，咳吐的是脓痰，黄的，反正在我面前，我看到他咳吐在地上，痰是黄的。

他要讲话，我说："不要讲，诊断完毕。"

他惊呆了。

我说："四逆散加小陷胸汤。"

那学生一下就写出来了，他还想讲话，我说："赶紧拿回去吃，吃好了来报喜。"

他回去吃完三剂，就好了。

小陷胸汤连夏蒌，宽胸散气涤痰忧。

这小陷胸汤有黄连、半夏、瓜蒌三味药。

宽胸散气涤痰忧，洗涤胸中热痰，它最优秀，所以只要黏痰、黄痰、臭痰，三味药可化痰浊。为什么加四逆散？四逆散使气机对流，胸中大气一转，其病乃散，七味药就把病搞定了。

《神农本草经》讲到，瓜蒌仁能够续绝伤，也就是跌打伤。

《名医别录》讲，瓜蒌仁主肠胃中积热，唇干舌燥，可以润肺肠，还主月水闭塞。

凡仁皆润，它不单润大便，它还可以润月经，所以月经干涩量少的，可用瓜蒌仁。

《日华子本草》讲，瓜蒌仁疗手面皱。

手面皱，为什么手面皱呢？气瘪则皱。

好，黄芪桂枝五物汤加瓜蒌仁。

一服下去呢，平时手面皱巴一点的，就饱满了。

有一腿脚痹痛的病人过来，他很喜欢游泳。

然后余老师给他开黄芪桂枝五物汤加瓜蒌仁 50 克。

我当时怎么也理解不了，也没有大便不通，为什么要加瓜蒌仁呢？

后来这位病人回来，大赞余老师这个方子好，为什么呢？他以前下水游泳，游十分钟手就皱了，也没气了，他现在游半个小时都没事，都不皱。

余老师就说，皮球气充足了它就不皱了，所以黄芪桂枝五物汤充其气，瓜蒌仁在古籍上《日华子本草》就讲到，疗手面皱。

所以手皱巴巴，脸上有皱纹，就用瓜蒌仁，它可以让你皮肤平坦。

大家看肠子是不是很多褶皱，心有千千结的人，肠子褶皱更多，大便不通的，肠子简直就是扭曲了。像面目狰狞一样，在辨证方中加瓜蒌仁，其他药不能代替。

因为我没看到火麻仁、松子仁、郁李仁有除脸面皱的功效。

但是瓜蒌仁就有，因为它润滑，你去摸它的根即天花粉，放在手里，太滑腻了，非常润滑。

《本草衍义》记载，瓜蒌仁治肺燥，热渴，大便秘。

七个字，肺燥热渴大便秘，瓜蒌仁一味效无比。

有些病人一来，干咳，你再问他“是不是口干舌燥？”他点点头。“是不是大便有点干硬？”他点头。

好，连问两下都中招了，就用麦门冬汤加瓜蒌仁。

大便也通了，咽喉也润了，肺也不咳了。

《药性赋》讲，瓜蒌根，即天花粉，其用有二，止渴退烦热，补虚通月经。

用天花粉，就是瓜蒌的根，天花粉是治糖尿病里一个很重要的药。

天花粉跟山药、玄参这些药配在一起，对于上消、中消初起效果超好。

就是吃什么都不解渴，也不解饥，用天花粉就可以解饥渴，因为它能止渴退烦热。

《本草蒙筌》讲，瓜蒌实，就是整个瓜蒌，主痰喘咳哮，服下，立获神效。

不妨来看，小儿肺炎肺喘。

有一小儿，诊断为大叶性肺炎，咳痰黄浊，大便不通。

老医生用瓜蒌仁、大黄、红花三味药，这三味药是专治大叶性肺炎的，号称小儿肺炎喘咳三药，就加到二陈汤里。三剂药就好了。

所以大家碰到小孩子大叶性肺炎的，肺片检查肺阴影增多，咳脓痰，大便又不通。用大黄、瓜蒌、红花，加二陈汤，或者加千金苇茎汤。

因为《宣明论方》中记载，独用瓜蒌仁一味，治小儿痰喘。

还有《济生方》讲，瓜蒌仁跟半夏相配，可治肺热痰咳。

瓜蒌仁润，它可以通利二便。

《是斋方》这本古书记载，有一官员的夫人，常年腹胀，二便不通，非常危险，宫廷御医给她吃点药粉子，一吃呢，二便通畅，腹胀俱去，遂愈。

然后这个官员就去请教，“是什么方愈我夫人之疾？”

一问，这药粉子就是用瓜蒌焙干以后，研成细粉，可以通利二便。每次用热酒调服1克左右，为什么要用热酒？因为瓜蒌偏凉，用热酒，还要用炒制去性存用，因为瓜蒌润，这瓜蒌打成粉，像打桌球，那个擦在手上的粉一样，润能够去涩。所以小腹胀，二便都涩滞难通，用热酒调服焙干研末的瓜蒌粉1克左右，不能饮酒者，可以用水调服，一日服多次，以二便通畅为度。

所以大家又学到了一招，通利二便方。

环球中医网上记载，瓜蒌治带状疱疹，这个是胡老的经验。

瓜蒌一药，一般认为归肺、胃、大肠经，可历代医籍很少报道瓜蒌治疗肝经疾病，《中药学》教材也没有收录。

能够用瓜蒌来治肝的，首推名医程钟龄写的《医学心悟》。

程氏讲到，瓜蒌散治肝气躁急，胁肋痛，或发水泡，大瓜蒌仁一枚，粉甘草2钱，红花7分，水煎服。

这就是现代号称治带状疱疹后遗症的奇方——瓜蒌红花甘草汤。

有一带状疱疹后遗症的病人，胁肋痛，他打电话来问怎么办？需不需要过来？

我说不用，就只要告诉我症状即可，这是专病专方。

带状疱疹后遗症，胁肋像电击一样痛，有的时候刚要端起饭碗，或者刚要梳头，就电击样痛，非常不爽，万念俱灰，带状疱疹已经一两年了。

对于这种后遗症痛，我们是一用就见效的。

全瓜蒌50克，红花5克，生甘草10克，再加四逆散。

《重庆堂随笔》讲到，疏肝郁，润肝燥，平肝逆，缓肝急，瓜蒌之功独善也。

现在肝郁、肝燥的人多，不开心叫肝郁，过度用眼叫肝燥，碰到事情无事常生烦恼叫肝逆，做事情心急火燎叫肝急。

所以肝经实火，或者肝胆湿热，带状疱疹用瓜蒌，奇效。

还有一例，那个卖木头的老板，他的妻子得了带状疱疹。

我让她用龙胆泻肝丸。

因为她是带状疱疹初起，不是后遗症，后遗症就用四逆散加瓜蒌红花汤，如果是初起就用龙胆泻肝丸，龙胆泻肝汤加瓜蒌、红花，三剂药全部好，没用任何外敷的药。

所以老师这两个经验呢，真的是干货中的干货，极品中的极品。

我们看《得配本草》上面的讲述。

瓜蒌如果配乌梅，可以治疗咳血。

瓜蒌配黄连，可以治疗便毒，就是有些人长期大便不通，这个便毒入血，整个脸都黑了，可以用。

瓜蒌配枳壳，可以治疗结胸，胸中老觉得有物梗塞在那里，胸有千千结，瓜蒌配枳实、枳壳。

瓜蒌的汁跟蜜调和在一起再加芒硝，可以治疗人发狂发黄，发狂以后整个身体都发黄了，一吃下去就退了。

瓜蒌配香附跟青黛，可以治疗妇人夜热，很多妇人很怕晚上，一到晚上浑身呢，我们客家话叫身烧火烙，身烧就是身体发热，火烙就是火炭烙人，就是烫人，就是身滚烫如火烧，用青黛、香附、跟全瓜蒌三味药，叫妇人夜热三药，你们又学到了。

青黛是什么？青起之于蓝而胜于蓝，是板蓝根提炼的极品，它就可以退肝热，香附就可以解郁。

所以香附、青黛，对于肝郁化火效果好，再加瓜蒌呢，瓜蒌能够润燥。如果碰到大便不通，肠道便秘，瓜蒌就要配火麻仁、郁李仁，但在仁类药里头，你要加一点点枳壳宽中下气，这是秘诀。

所以老师治疗便秘，都要放点枳壳，放了枳壳这气药在前面为先导，像什么？五马拉车。瓜蒌仁，它就是一个轮，松子仁一个轮，火麻仁一个轮，郁李仁一个轮，四个轮，有轮子你也点了润滑油，你前面要干什么？要拿起鞭子来抽打，那个马才开始跑。

拿起鞭子抽打的时候，就是枳壳，枳壳跟厚朴，就是往下冲，所以整条大便就像一辆车，给它安装了四个轮，然后前面再装上一匹马，就冲出这个肛门去了。

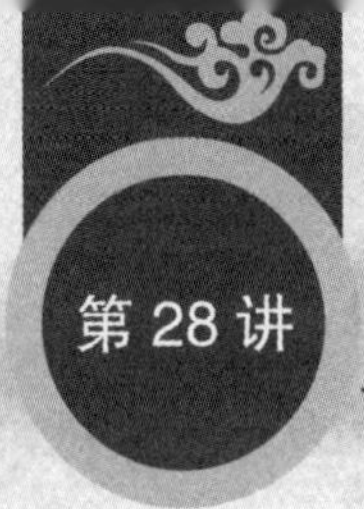

秦 艽

秦艽去骨蒸之劳热。

秦艽入肝、胆、胃经，它有三大功效，一祛风湿；二清虚热；三止痹痛。

秦艽的根善于通络，善通络的都擅长止痛，它的气味又非常浓烈，更能够窜达细小经络，所以细小经络周围留的这些湿浊，秦艽可以带出来。

风湿一般在哪里？颈、肩、腰、背、臂、腿、膝，都是关节要害处。

像打扫卫生，卫生的死角怎么办？用这小扫把钻进去，把它扫出来，秦艽就是小扫把，大量的根须纠缠在一起，像把扫把一样。

一般风药中的润剂有两味药：防风、秦艽。

秦艽是非常平和的风药，它祛风湿又不燥，所以痹痛无论新久寒热皆可用。

《神农本草经》记载，秦艽主寒热邪气。

所以桂枝汤加秦艽治疗肢节痛效果好。

秦艽下水利小便。

一般退黄利胆，会想到茵陈、虎杖，但大家想不到秦艽竟然也可以，秦艽它能够退掉这些黄染，因为细小经络的这些黄浊像灰尘一样，秦艽可以钻进去，它可以钻到胆的细管里头，将浊阴带出来，它入肝胆经，可下水利小便。

所以胆囊炎或者黄疸，伴关节痛的，必用秦艽，因为秦艽对于痹症跟胆囊炎通吃，所以如果尿黄，又关节痛的，可用秦艽。

《名医别录》讲，治风无论新久，通身拘挛用秦艽。

《药性赋》讲，秦艽其用有二。其一，除四肢风湿若懈。

什么意思？就是四肢风湿痹痛，好像手脚被卸掉一样，懈怠了。就像有些人走路，手脚放下来，都动不了，像瘫痪了一样，手脚不听使唤，四肢若懈。

柴胡四物汤加秦艽，可以除四肢风湿若懈。

其二，秦艽疗遍体黄疸如金。

就是指浑身黄灿灿的，脸上长黄斑的，要记住秦艽为脸上长黄斑要药，妇人只要关节痛，脸上又有黄斑，或者关节痛周围有些暗斑，均可用秦艽。

曾经有一位老阿叔，他脸上长很多黄斑，但他来了没说要治黄斑，就说要治手臂痛。

我给他用桂枝汤合四物汤，再加秦艽 30 克。

我说："我治你手臂痛，痹痛好了，斑也就掉了。"

他惊讶地说："医生，我在治臂痛，怎么把我斑也治好了？"

我跟他说："臂痛跟斑是同样的道理，都是经络气血不通。"

我用桂枝汤通经络，用四物汤通气血，再用秦艽疗遍体黄疸如金。

所以用秦艽来退这个黄斑，那是无往不利，所向披靡。

《主治秘诀》讲，秦艽养血荣筋。

这句话一看就知道秦艽是治疗肩关节痛、膝盖痛的要药。

为什么？膝盖大关节，什么东西最多？筋。筋靠什么养呢？血，肝藏血，肝主筋，所以肝血可以养筋。看到任何筋痛的，闭着眼睛就想到四物汤养血，再加秦艽祛风湿，百用百效，没有不效的。稍微基于寒热，小有变化，即使不通寒热，用这个平和的方子，也能立于不败之地，病人是一点一点好起来的。

秦艽，中风手足不遂者用之。

四村的老阿婆 85 岁，中风，脸歪了，手废了，腿脚不能动了。

然后吃什么？扶阳散，即生姜粉、川椒粉、胡椒粉。

为什么不用附子扶阳？一是如今附子品质下降，二是附子不能轻易用，怕它偏性太大，难以驾驭，附子它就像烈马，川椒、胡椒、生姜，就像普通的马，马驯服了，它才可以用。

秦艽配合扶阳三药（川椒、胡椒、生姜），然后打成粉，加点红糖下去，调两三勺拌在汤里，一天喝一碗，就不断地喝。

喝着喝着，手就可以动了，就恢复了。

所以老师体会到呢，80岁以上老人中风，几乎很少是实证的，都是元气亏虚，阳气不足而瘫。

再看，秦艽能解酒毒，疗黄疸，这个好，因为现在应酬的人太多了。所以小柴胡汤加秦艽，解肝脏酒毒。

为什么呢？因为秦艽最善于退肝胆黄，酒喝多了，囤积在肝，肝功能代谢异常，肝就发黄了，所以肝硬化、脂肪肝都是肝发黄了，本来肝红红的，它转黄了，就是脂肪肝；转黑了，就是肝硬化。肝是脏腑，应该是非常鲜红，有色泽的，当它转黄染的时候，说明它已经有炎症了，而秦艽能够消炎退热，退虚热，又可以通经络。

一般退虚热的药，很少能通经络的；通经络的药呢，很少又能够退湿热的。而秦艽呢，不仅通经络，还能将湿热退掉。一直钻到肝胆里去，钻进去以后，它会立马投篮，将这个湿浊打包，排出体外，利水。

《药鉴》上讲，秦艽治口眼歪斜不正，主口噤肠风下血。

用牵正散加秦艽，可以将歪斜的口眼正回来。

《本草备要》讲，秦艽它可以去肠胃之热。

这个经验少为人所知，你看有的小孩子有积食，肠胃化热，吃硬东西后不消化，没胃口，就用保和丸加秦艽，可以去肠道积热。

有些孩子四肢好像中风湿一样，瘦小瘦小的，身体从头到脚黄黄的，家里明明有很多好吃的，也有很多钱，他偏偏养得不像样子，可以用保和丸加秦艽。

所以肠胃里头有积热，用保和丸加秦艽；小孩子养得面黄肌瘦，用保和丸加秦艽。秦艽可以去肠胃湿热，疏肝胆滞气，治一切湿盛风淫之疾，风、湿、热都可以治。

风，善行而数变。湿，令人重浊。热，令人烦恼。

所以一个人性格多变，易敏感，又沉重慵懒，而且还非常容易无事生烦恼躁扰，可以用秦艽，去风、湿、热。

所以你看的是病，老师看的是性。

病在风、湿、热，性在什么？性在燥、懒、烦，风盛则燥，湿盛则懒，热盛则烦。

风邪盛，秦艽加玉屏风散；湿气重，秦艽加肾着汤；热气重，秦艽加三黄泻心汤。

《本草纲目》讲，秦艽，手足阳明经引药验药也，兼入肝胆。所以手足不利，黄疸烦渴者，用之。

特别是这个牙齿痛，牙齿归哪条经管？阳明经，脾胃开窍于口，秦艽入阳明，所以秦艽可治牙痛。

牙痛四药：麻黄、薄荷、甘草加秦艽，对牙治痛效果特好。

《太平圣惠方》讲到，小便艰难，膀胱闷胀欲死，秦艽一两服用。

这个小腹胀闷欲死，秦艽就可以通。

又讲到，周身酸疼，劳累烦热，用秦艽、柴胡各1两，甘草5钱，打成粉，用白米汤服用，专治小儿骨蒸潮热，面黄肌瘦。

钱乙还加薄荷叶，因为薄荷叶有一股少阳清香之气，效果更好。

如果是肝炎呢，肝炎一般是胆汁淤积在肝周围，通不了，所以切脉切到左关脉弦硬的，一般肝部容易瘀滞，用秦艽。

四逆散加秦艽，可以降转氨酶，大家要记住这个经验。

秦艽又是祛风湿药，所以治坐骨神经痛、关节风湿痛，是它的本分。

你看前列腺炎，前列腺充血，那液体排不出来，淤积在里面，就发黄。

秦艽它因为能活血，又能利水，而且可以去黄，所以可以治疗前列腺炎。

怎么办？秦艽，是活血利湿，清热通小便的佳品，急慢性前列腺炎，以及前列腺增生，尿频、尿急、尿不利的，用秦艽走窜经络，通窍利尿，可以引毒热外出。

所以用白术、冬瓜子再加秦艽，前列腺三药，你们要记住了。

尿频，尿急，尿不利，尿痛，老年男性，久坐湿地的人，久坐办公室的人，有泌尿系统的问题，就用白术、冬瓜子跟秦艽。

因为前列腺疾患，大都是湿热瘀堵下焦，秦艽既善于活血祛瘀，又善于清湿利热，所以非常契合前列腺问题的这个病机。

金某，27 岁，阴部疼痛，带下臭浊一周。怎么办？用秦艽 30 克，研细粉，外用。用了 3 天，这个会阴部的溃疡就消失了。

秦艽还可以治疗宫颈糜烂。

毛某，37 岁，多发子宫肌瘤，神经压迫引起腰麻腿麻，用消瘰汤，加秦艽 10 克，威灵仙 12 克，六剂药，下肢麻木就消掉了。

现代研究表明，秦艽有明显的通经络、止痛、镇痉之效。

我们看《得配本草》。

秦艽配肉桂，可以治疗产后中风。

秦艽配茵陈，可以治疗诸多黄疸。

秦艽配辛夷花，可以治疗鼻流脓涕。

秦艽配阿胶、艾叶，可以治疗胎动不安。

秦艽配柴胡，可以治疗骨蒸潮热。

秦艽配鳖甲，即秦艽鳖甲散，是骨蒸潮热的要方。

还有一个羌活秦艽汤，专门治疗肛瘘、肛周下垂，不胜其痒，就是肛瘘以后，这肛门痒得受不了，坐立难安，不要紧，用羌活秦艽汤，专门治肛周痒痛，效果奇良。

第29讲

丹 皮

丹皮破积血以行经。

丹皮是牡丹的根皮，全称是牡丹皮。

牡丹皮具有清热凉血、活血化瘀的功效。

牡丹皮，气味芳香，香气浓郁。

芳香可以干什么？芳香可以行气，所以牡丹皮可以行气，它是花类药，可以活血，所以它行气活血，可以解开气滞血瘀。

牡丹皮性凉，所以血里有热，它可以降；牡丹皮味苦，苦能泻火，所以肝郁化火，一味牡丹皮就行了。

什么叫肝郁化火？生气气得面红脖子粗，眼珠子胀，口舌生疮，叫肝郁化火，一味牡丹皮 20 ～ 30 克，就好了。

就一味牡丹皮专医什么，肝郁化火，要记住了。

所以，在逍遥散上加了丹皮、栀子，叫丹栀逍遥散，专治肝郁化火，专调伏急躁烦，如失眠、烦躁、睡眠不安。所以有了牡丹皮，不怕急躁烦。

凡气血中的热火，牡丹皮都能降泻下来，痈疮里的毒热，牡丹皮也可以清解，而且它凉血不留瘀，活血不妄行，乃临床温病热入血分常用药。

所以感冒发热以后，常觉得骨头里头在发热，骨头里似火烧，用牡丹皮最好。

《神农本草经》讲，牡丹皮，除癥瘕积聚，去肠里的瘀血。

癥瘕积聚，如子宫肌瘤，张仲景有一个方子，堪称治子宫肌瘤的奇方，什么方？桂枝茯苓丸。

子宫的一切包块，桂枝茯苓丸主之。

有一个女孩子，月经经血全是血块，她吓死了，别人是红色，她是黑色的，流黑经。

我说她在城市里头没办法自己熬药，让她去买桂枝茯苓丸。

吃了两个多月，全部好了，血块全部化掉。

它为什么有此神效？因为这个方子合天道，天道讲究升降循环，桂枝主升，茯苓主降，桂枝可以将血水往上升，茯苓将瘀浊往下降，桃仁破血活瘀，赤芍、丹皮凉血活血，行血祛瘀，这样整个汤方，就像马车一样，飞跑起来了。

桂枝呢，它是动力，起到离照当空，阴霾自散的效果。

茯苓呢，它能够“卸货减轻”，卸掉车里的货物，所以人体的三焦水湿，它可以分化掉。

桃仁、赤芍、丹皮，使血活而水不留。

茯苓使水流而血不瘀。

这个是很好的治肌瘤的妙方。

老师跟你讲，子宫肌瘤方还有一个非常好的用途，治疗面上长斑。

如果有女子问：“曾老师，我面上长斑怎么办？”

问她虚不虚？

她虚的话，就用归脾丸配合桂枝茯苓丸。

她若不虚，就用逍遥丸加桂枝茯苓丸。

面上的斑呢，屡用屡效，用下去就会淡下来，所以这个组合是很有效果的。

《神农本草经百种录》讲，牡丹乃花王，芍药是什么？花相，所以牡丹跟芍药常常联用，这君臣，如鱼得水，牡丹皮偏于泻心的火，赤芍偏于泻肝经之火。

《药性论》讲，丹皮可以治女子经脉不通，血瘀腰痛，所以可破积血以行经。

就是经络不通，经络被瘀血阻滞，它都可以行。

交通意外事故，有血肿的可以加牡丹皮。

它不单调妇女月经，它更加调男子经络。

牡丹皮是治疗衄血、吐血之要药，犀角地黄汤中必用它。

有些人从事高温工作，老容易牙出血、鼻出血，吃点牡丹皮就可以凉血。

牡丹皮可以除风湿热痹，痹症是不通则痛，牡丹皮芳香浓郁，善通血气，周身血气通而不滞，痹痛去而不留。

《药鉴》讲到，牡丹皮凉骨蒸之灵丹，止吐衄之神药。

记好这句话，无论是哪种骨头蒸蒸发热，身体透支的，都要想到牡丹皮。

所以用丹皮四物汤可以治疗什么？治疗熬夜所致的阴虚，发火，像车子开久了，水箱滚烫发热，阴虚则阳亢，我们就用丹皮四物汤。

《本草备要》讲，世人多以黄柏泻相火，不知丹皮之功更胜一筹。

所以张仲景的肾气丸里头，用什么来泻肝火？丹皮。

“熟地山药山萸肉，茯苓泽泻丹皮。”

欲补先泻，欲纳先吐，所以叫吐纳；欲吸先呼，所以叫呼吸；欲胃口好呢，先要排泄好，排泄系统不好，胃口好不到哪儿去。

张仲景通过泽泻泻肾中浊水，熟地补肾中清水，茯苓泻脾胃中水湿，山药补脾胃中精气，丹皮泻肝经之热火，山萸肉补肝中之精血。

张仲景看得很深刻，他知道火大不受补，老容易动怒，补不进去的，一补眼中就发红，肝火就往上冲，那想要补进去，怎么办？加丹皮，丹皮加了就补得进。

《本草经疏》讲，血中伏火非丹皮不除。疮痈者，热壅血瘀而成，丹皮凉血行血，故疗疮痈。辛能散血，苦能泄热，能除血分邪气，及癥瘕瘀血留在肠胃。

大凡芳香浓郁之药，都有一个特点，叫芳香冲动。

就是若肠胃里有积滞，有包块积聚，需要借助芳香之气打通开来。

所以妇女身上有任何包块积聚，只要用丹皮配四物汤，都可以渐渐消去。

为什么呢？妇女以阴血为用，妇女以肝为先天，用四物汤调肝，丹皮行气调血，芳香浓郁，气行血不滞，津液流通而积自消。

《神农本草经》提到，牡丹皮可以治疮痈火毒。

李时珍认为，黄柏泻火不如牡丹皮，此乃千古奥秘，人所不知，今特为拈出。

因为普通的黄柏泻火，是直接将火浇灭，而牡丹皮泻火呢，是它让你很开心地把火消掉。黄柏泻火，好像泼冷水，比如说你火气大的时候，你调皮了，父母或者师长，给你来一次严厉的猛批，然后你就像被泼冷水一样火降了。

而牡丹皮泻火就像慈悲的老师，跟你谆谆教诲，让你明理，就少动怒，明理呢就不上火，明理经络通，经络通了，火就得到导引了。

所以这个牡丹皮叫“软着陆”，降火软着陆，黄柏是硬打击，降火硬打击，硬打击往往会有硬伤，软着陆常常会有好的口碑跟好感。

《诸症辨疑》中讲到，妇女恶血攻头面，急躁易怒，用牡丹皮配上干漆等分，水两大碗煎成一大碗，或者单用牡丹皮都可以，恶血攻头面，就是脸上长斑，丧失理智。

形容凶悍的妇人叫什么？母老虎，母老虎就用牡丹皮，绝对管用，绝对起效。

古代半两是多少，15 克。古代的药比较猛，半两抵得上现在的 1 两，也就是 30 克，所以牡丹皮可以大胆地用。

不要轻易让人激惹，但确实又容易受他人激惹的，我们就用牡丹皮。

无事常生烦恼，牡丹皮主之。

动则火冒三丈，牡丹皮主之。

脾气一点就炸，牡丹皮主之。

这三样，掌握好了，这味牡丹皮简直用之如神。

《补缺肘后方》讲到，牡丹皮治下部生疮，已决洞者，就是疮都爆出洞来，已经破洞了，丹皮方寸匕，就一勺，每日服三次。

假如下半身长一些疮痈，疮都烂了，破洞口，还流脓水，我们就知道疮肯定有热，要牡丹皮来清；疮肯定有气滞，要牡丹皮来行气；疮肯定带火，要牡丹皮来消炎；疮肯定是血瘀在里面了，要牡丹皮来活血。

所以一味牡丹皮简直就是专门为疮痈肿毒而生的一味药。

我以前在庵背村碰到一位老叔，他常年骑着一辆凤凰牌自行车，但凡痈疮肿痛去找他，他无不应手取效。他自己在田里搭了一个寮棚，种百草。

他在家里就专治什么？四个字，无名肿毒。就是叫不出名字的局部疮痈肿毒。

我看他搞了一罐药粉子，他一般不轻易给人吃药，全部是外用药，一擦下去就好，确实很重的，他才会找这个药粉子，也就是牡丹皮给病人吃。

假如病人上部生疮，口腔溃疡，那怎么办？难道你就没招了吗？

牡丹皮配桔梗，载药上行就好了。或者牡丹皮配香附，让它通行于十二经，那不就成了，十二经无所不到，无处不通。

《千金方》讲到一味汤方，太厉害了。假如有人腕断骨折瘀血，用虻虫20枚，牡丹皮1两，两味药打粉，然后筛细来，每次酒服方寸匕，舀一小勺，酒一服下去，骨折就好了，骨痛就消了。

碰到这么好的方子，但凡遇到骨折处还痛的，就都可以用牡丹皮虻虫散，专门治颈肩腰背疼痛，手腕膝脚折伤，瘀血刺痛，难以忍受，夜卧不安，翻来覆去，如煎咸鱼干，非常痛苦使人不安。

治金疮内漏，就是被刀斧斩伤。以前冷兵器时代，这个金疮药可是救命神丹，跟别人火拼，然后身上就挂彩了，疮口就不断冒血，甚至瘀暗，局部感染怎么办？

牡丹皮为散，每次水服三指撮。

吃到尿会出血，效果就好了，血从尿出。

三指撮，就是三个手指抓下去，能抓多少就是多少，叫三指撮。今天大家又学到一招用药散的方法。

三个手指一抓到药散包里拿起来，往嘴里丢，就可以治疗金疮外伤。

有一妇女，更年期前后头发莫名其妙脱落，面红赤，唇干燥，经常头晕，晚上翻来覆去睡不着。一看她唇暗淡，记住，你一看到唇暗，不论她得什么病，都说明有瘀血了，再见她舌尖红，说明瘀血已经化热了。

我们这个黄煌医生，就太厉害了，一见到这种现象，马上开桂枝茯苓丸，半个月后，脱发就大为减少，再服用半个月，脱发全好，脸色转为红润，心情大好，皮肤变滋润不干燥。

所以记住，用牡丹皮的指征就是舌尖红，唇暗，唇暗说明有血瘀，舌尖红说明化火，光血瘀，我们用川芎、当归，已经化火了，就必须要用牡丹皮、栀子。

有一男子，35 岁，诊断为皮疹，全身皮肤发疹发红，一吃海鲜，周身痒得不得了，只要凉一点，他就好转，天气一热，他的皮肤病就加重。

疾病夏天加重，那就用点清凉的药，刚好他这个皮疹就是身体在温热的时候加重，重用牡丹皮 40 ～ 50 克，要记住。《辽宁中医杂志》讲了，牡丹皮一般用量 10 克，重用时可达 60 克，最大可用 90 克，用到 30 ～ 50 克可以凉血散瘀，用到 8 ～ 10 克，它只能清热除烦。

所以牡丹皮用到 50 克，为君药，再配其他的就是简单的治皮肤的药，如升麻、土茯苓，还有祛风湿的药，还有甘草。

服用七剂后，皮疹明显减轻，再服七剂痊愈，从此天气发热，身体不长疹子了。

天气一热，长疹子的，血热妄行，记住牡丹皮重用 50 克，莫不应手取效。

徐小周先生有个经验，就是他朋友的父亲得了前列腺囊肿，在家等待做手术，要排队，可是腹痛难忍，唉声叹气，呻吟不止。

然后他连忙去探望，见病人腹部隆起，面色紫暗，大小便困难，有时候是肾虚，有时候是湿热，但是治来治去都没有好，因此方寸大乱。

然后看到病人舌苔，发黄，舌尖红，脉象滑数有力，腹部坚硬如石，此绝非虚证，西医诊断为前列腺囊肿，我们中医就认为，他是瘀血阻结在前列腺。

遂用大黄牡丹皮汤，原方不变。

大黄牡丹皮汤是治什么的？治阑尾炎的。

你看阑尾痈肿，那么大，它都可以治，何况一个小小前列腺囊肿。

这个大黄牡丹皮汤，立马将肠道的痈疮，连带前列腺的痈疮，通通都排出来了。

当夜大便通下，腹胀痛完全消失，前列腺火热辣胀的感觉再也没有了，不用动手术了，好了。

想不到牡丹皮可以治疗顽固前列腺瘀血，所以老师将来呢，碰到这样的人呢，就可以用这个方子，白术、冬瓜子、牡丹皮，如果有败浊湿热，再加败酱草，反正无往不效，无往不验，因为我们已经将机理分析得很透彻。

你看人坐下去，前列腺挨在那里，老是压它，它不就血流不畅了嘛，它就瘀了，瘀久了不就化热了嘛，你看老是摩擦在一起，那当然发热了，既瘀又热，那不是牡丹皮吗？天造地设。

现代研究，牡丹皮可以镇静、镇痛、消炎，还可以降血压，有高血压的，要记住加牡丹皮；它还可以利尿，这个前列腺问题，就可以用它；它还可以破积，肿瘤热入血分可以用它，所以肿瘤后期，身体发热，常用牡丹皮；它可以活血，所以痈疮、闭经、跌打，可以用它。丹皮简直就是万能药。

第30讲

熟 地

熟地补血以疗损。

熟地甘温，专门补益精血，号称壮水之主药。

水是什么？人体的精水。

精水亏，熟地补。

所以腰膝酸软，体乏无力，久病疲累，我们首选的六味地黄丸，就是以熟地为君药。

六味地黄丸有一个口诀：地八山山四，丹苓泽泻三。

熟地八分，山药、山萸肉四分，丹皮、茯苓、泽泻各三分。

有些人说他开六味地黄丸，效果怎么不理想？那是因为他没有重点突出熟地，它是君药，是需要重点突出的。

我们来看，若论补精血之功，熟地要强过当归，它是补虚要药，所以熟地偏于补精，当归偏于补血，熟地、当归常连用，叫精血二药。

熟地以河南怀庆府出产的大熟地为上品，是四大怀药之一，又称怀地黄，所以你写怀地黄，药房不会拿其他地方的普通的地黄给你，但是会贵一点，治病最怕的不是贵，而是怕药用得不对。

熟地一般是蒸制的次数越多效果越好。

酒制的可以防其腻，有通血脉之功，吃一般的熟地还有点腻，但用酒制以后，就很好消化，因为熟地在酒力的作用下，可以迅速流通。

用酒制的熟地，通身哪个部位虚它都能补。

因为熟地是偏腻的，而酒是阳的，阳跟阴腻一结合，就阴阳调和。

所以一个人再亏虚，头发开始拼命掉，就酒制熟地，天天吃，吃一个冬天，第二年春天长的头发全是乌黑亮丽的，这是可以见证奇迹的。

光这一招呢，就可以成功，有些人脾胃不太好，不要紧，在酒制熟地里洒些陈皮砂仁粉，或者生姜胡椒粉都好，像有些胃寒的人吃生菜、凉菜的时候，就可以蘸点这个香料，香料大都是辛温的，辛温可以阳化气，滋腻可以阴成形，不断地阳化气，肌肉就可以丰隆，不断地阴成形，肌肉就会致密，既丰隆又致密，这就是阴阳调和之道。

熟地可以填脑髓，可以让后脑勺致密，也可以让囟门固密。

有些孩子先天不足的时候，发现囟门塌陷，老是闭合不了，软骨仔，五迟，立迟、行迟、发迟、齿迟和语迟，样样都慢人一步，不要紧，六味地黄丸，专治小儿先天不足，壮水之主，以固津液。

一吃下去，骨头骨密度就会增强，颅脑就会饱满，囟门闭合，你看这些稻谷，瘪的话人人看了都弃之不用，饱的呢，都争相把它收集过来。熟地这味药，它可以填精补髓，让人饱满。

同样，人颅脑精气充足，手脚非常灵活，脸上有微笑，腿脚能够奔跑，这是健康的四大要诀。

健康也有四象的，后脑勺要饱满，这个是熟地；手脚要灵活，这是桂枝；脸上要有微笑，这是菖蒲、郁金；腿脚要善于奔跑，这就是附子、肉桂。

“风火轮”，附子、肉桂就是那团火，熟地就是里面能转起来的能量——油。

熟地，善黑须发，这个胡须、头发变白了，不要紧，有了熟地，就有救了。

血衰之人，必须发枯焦，熟地补血以疗损，因为发为血之余，血余炭，即头发烧灰成炭，这个血余炭就可以止血。大补精血，用熟地、当归，就可以长头发。

我们有一个生发丸，熟地、当归两味药为主，还有黄精、柏子仁、当归、女贞子、旱莲草、何首乌、黑豆、黑芝麻。

这个方就是用熟地黄来疗虚损的。

《本草分经》讲，熟地治一切肝肾亏损，虚损百病，为壮水之主药，乃补虚之绝品。

《主治秘诀》讲，熟地其用有五。

第一，益肾水真阴。所以腰酸背痛、腿抽筋的，重用熟地。

第二，和产后血气。生完小孩子，元气大虚的，用熟地、当归，煲汤来喝。

第三，去腹脐急痛。肚脐跟肚腹呢，扭曲急痛，用熟地、白芍，就解了，这个拘急疼痛，加点这个“润滑油”就松解了，所以熟地、白芍可以松解经脉。

第四，养阴退阳。有些人熬夜熬到火冒金星、火冒三丈，常熬夜的人，他会养成鞭炮性子，一点就爆，吃点知柏地黄丸，专门治疗熬夜以后阴虚阳亢，所以熟地可以养阴退阳，养阴退火，就像车厢里头水足了，就不会烫屁股。

第五，壮水之源。熟地可以壮水之源，水源头在哪里？水的真正之源在肾，真阴真水所藏，经过肾阳一蒸发呢，就往上面走了，走到肺，所以肺跟肾叫金水相生，它们互为源头，天空的水是地下的源头，地下水也是天空的源头，互为源头。所以用玄参配熟地，就可以治疗熬夜所致的咽喉痛。

所以腰酸背痛用什么？金水相生二药。

老师治疗糖尿病消渴，有一个绝招。我问病人是不是晚上尿频、腰酸？是不是白天口干舌燥。病人说对的。

好，熟地、玄参。

一吃下去呢，晚上不尿频了，然后腰也不酸了，早上也不燥渴了。

这叫什么？金水相生法。

用玄参补金，熟地补水，让它们金水相互生。

熟地黄一般比较腻滞，李时珍讲，需要用砂仁的香去调和。

万物负阴而抱阳，冲气以为和。

这个砂仁就发挥冲气以为和的作用。

熟地配砂仁可以归宿丹田，就能让精华精髓元气归丹田。

昨天有学子登山的时候问："老师，我老容易气喘怎么办？"

我说："可以用蛤蚧跟人参，配参蛤散，服用了，你登山不觉得疲倦。"

或者用熟地拌砂仁一起蒸，它可以让气归宿丹田，所以也叫归宿丹田丸，服后能走如风，让人腿脚有用不完的劲。

所以有些心浮气躁的人，用安神定志的药没效果，可以用恢复丹田的药，熟地拌砂仁。像小儿多动症，吃熟地砂仁丸吃久了，他就有一种大将风度，稳如泰山，气沉丹田，能够以不变应万变，因为他的气能够纳下来。

有些人皮肤老是出油，老是出湿疹，只要吃了熟地跟拌炒砂仁以后，一旦纳进来了，湿疹消了，阴道潮湿白带异常没了，阴囊潮湿也没了。

如果一个人切脉一切下去，他的尺脉很微弱，就可以用熟地，微中带弱的，熟地要配肉桂、砂仁、附子。

微中带着跳得好快的，很微细，但线一样，在那里抖的，这个脉呢，是阴虚，它还带点什么？带点阳亢，要配什么？知母、黄柏。

这个脉象呢，你看老师的指腹轻轻一碰到那尺脉的点上，它微弱下去，没有力弹起来，用熟地、肉桂、附子，阴阳并补。

如果一摸下去，虽然很沉很微弱，但是跳得好紧张，好像困在海底的神兽一样，怎么办？熟地，就要配知母、黄柏，把他的相火泻一泻。

章次公的经验：有一个平时好思虑，又非常好学的人，经常思虑过度，用脑过度，导致什么？头晕，晕头转向，看到地就要倒下去。

头晕目眩要倒在地上，怎么办？

用熟地 3 两煎服，加一点点陈皮、砂仁，不腻。

就一个小方子，吃完了，头晕目眩就好了，思虑过度，导致这个疲倦没力也好了，手中老觉得有力涌出，精神饱满。

所以熟地拌陈皮、砂仁，真的是思虑过度后，精枯血虚的良药，因为它可以补脑髓汁，因为陈皮、砂仁可以运化中焦，让中焦有冲气，冲气以后脑缺精髓，陈皮、砂仁就把熟地带到脑去，如果肾缺精髓，陈皮、砂仁就把熟地带到肾去，它有冲气以为和的效果。

张志远先生有个经验：他在门诊部碰到一30岁的男子，头晕目眩，眼睛发黑，视力严重下降，白天都看成黑夜，血压又低，心慌心悸，腰酸乏力，然后一切他的脉，脉象沉微无力。

记住无力为虚，有力为实。

沉微呢，沉微乃是肾，就是肾虚了。

咋办？用《金匮要略》八味肾气丸，茯苓、泽泻、丹皮3两，熟地8两，山药、山萸肉各4两，就刚才老师讲的“地八山山四，丹苓泽泻三”，这个比例很重要，按照这个比例，就可以将这个八味肾气丸发挥到淋漓尽致，不按照这个比例来，效果就会削弱。

再加附子、肉桂各1两，像太极的两个眼一样，它不需要好大，它只要一点点，点进去，就不一样，就灵动了；像画龙一样，眼睛不用好大，就轻轻一点。

附子、肉桂就是龙的两只眼睛，哪吒的风火轮；然后再加熟地、山药、山萸肉，就是这个油库；茯苓、泽泻、丹皮呢，就是这个挑灯火；熟地、山药、山萸肉，就是添灯油；附子肉桂呢，就是点灯芯。记住没有？附子、肉桂点灯芯，它就一把火，像薪火相传；熟地、山药、山萸肉，它就添灯油，灯油足，灯芯才能点，茯苓、泽泻、丹皮挑灯垢。

有的时候它暗了怎么办？得把它的灯垢挑掉。

白内障，要挑掉表面的一层膜，用茯苓、泽泻、丹皮就可以把它化掉，白内障眼睛看不清，目暗不生光辉，用熟地、山药、山萸肉，可以让目中有精光。

白内障，眼睛瞪不大，就是这个眼睑皮都下垂，没有冲劲，用附子、肉桂，就能把眼睛瞪大，眼大就亮，叫点灯火。

如果通晓肾气丸，按照老师这样解释，就厉害了。所以我一切脉，下焦湿重的，茯苓、泽泻、丹皮重用，脉象沉的，我就用熟地、山药、山萸肉，脉象微的呢，我就用附子、肉桂。

微微阳虚，沉乃精血亏，这滑呢，滑就是湿气重。

这个病人连服两个月后，复诊呢，就明显感到眼睛亮了好多，心慌气短好转，但是没有完全好，怎么办呢？“补阴不利水，利水一般不补阴”，这是张景岳说的。

这个茯苓、泽泻，疏泄的力量强大一点，怎么办呢？增加熟地的剂量，发现熟地剂量还不够，再增加。

他见到有效了，就效不更方，要再投入，熟地一下子开了60克，加砂仁3克去化腻，想不到就吃了二十日，得到意想不到的效果，病去大半，血压由低血压稳定上升，心慌心悸完全好过来，头晕目眩基本消失，怕冷体虚短气之象不见了。

前后一共吃了四十多剂药，全部治愈。

他第一阶段疗法，熟地用的量不够多，它只是好转，熟地一用多了呢，就根治。

所以好转跟根治之间，常常不是药物用得对不对，而是剂量下得到位不到位。

这个案例给我启发很大，就是先投石问路，用这六味地黄丸效果好了，然后再把熟地剂量提到60克。

章次公还有个经验，你看又来了，章老还是非常善用熟地的。

五色就会动心，心动则五脏六腑皆摇，皆摇的时候就会流精，流精以后，肾就会亏，肾亏以后瞳仁的精就会变少。

所以动了心，精关就会松动，精关松动了，眼睛就会干涩，眼睛干涩了，视力就会下降，视力下降到一定程度了，就会茫茫不见物，所以五色令人目盲。

如果眼水不够了，怎么办？有一盲目病人，问章次公说他好歌舞，怎么办呢？

章次公让他把歌舞戒了，晚上早睡早起。

这个青年，因为好色纵欲，眼目发虚、发黑。

章次公就叫他服用肾气丸，服用一段日子，眼睛视力就恢复了。

还有一个青年，在歌舞厅里好色纵欲，常年发哮喘，二楼上去都喘，普通定喘之药无效。

结果呢，一用熟地、肉桂，这个肾气丸，其势始刹，就是这个病势就被刹了，白天黑夜都在喘，像水鸡声，肾气丸一下去就不喘了，它这个喘势就被刹止了。

张锡纯的经验：他的邻村有个李某70多岁，一运动就喘，十年未睡过好觉，一卧下去就喘，赶紧要起来，起来又累，又想卧，卧下去又喘又起来。

十年都是这样的，搞得他人不像人，鬼不像鬼，十分难受。

张锡纯说："不要紧，我给你出一个小招法，每天用砂仁伴炒熟地，煎汤代茶饮。"结果吃第一天就舒服顺气，吃几天后能够安卧。

后来家人调侃说："已经习惯他喘十几年，这下突然间平静了，晚上听不到他喘，还很不适应。"

这个熟地拌砂仁太厉害了。

还有多发性大动脉炎，动脉里长这些痈疮痈疽发炎，怎么办呢？

有一多发性大动脉炎的病人，严重得脚都快要被截掉，用阳和汤重用熟地30克，就把他治好了。

还有阴虚癃闭，大家都听过水饮堵塞，病人会尿屙不出来，用八正散可以通开来。

还有一种阴虚癃闭，就是这山上的水没了，因为山都干了，它怎么会流水呢？

有病人得了热闭以后尿不出来，因为热能伤阴液，阴血少呢，水就无以化源，所以尿不出来。

怎么办？用熟地配合白芍、山药、甘草，煎一大碗，然后趁温慢慢饮，喝完就好了，所以有些温热病后期，尿不出来，化生无源，用熟地、山药去助它化生，白芍可以利小便，一吃就好。

有一75岁的病人，中风昏迷体弱，讲不出话来，最后小便都排不出，用导尿管都导不出来。

这叫阴虚癃闭。

用大熟地120克，党参20克，芍药18克，甘草9克，四味药，煎水。病人吃完一剂就有知觉，两剂药尿就通了，再服两剂，小便正常，偏瘫逐渐向愈。

看到没有，中风以后，导尿管导进去都没有源了，源清流自洁，无源之水，无本之木，势不能久长。有一句话叫源远流长，小便流得很清长，就说明肾中的水足。

《陕西中医函授》讲，有一中医碰到一病人，一个多月眼睛像“张飞”一样闭不上。

那天我们碰到一个眼睛闭不上的孩子，睡觉眼睛闭不上，时不时就瞪开来。

那怎么办？

凡物一到黑夜就像拉上序幕。这个大脑老是兴奋，睡不着，眼睛老是目不瞑，不能瞑下去，我们就用熟地把它“拉黑”。

重用熟地500克，肉桂6克，服后鼾声如雷，双目交合。一个多月的失眠，百治乏效的，居然其病若失，仅用一剂药。

熟地都可以当饭吃的，没有听过吃熟地吃死人的，没有，除非是用农药泡的熟地。

有些人长期失眠，烦躁欲死，不要紧，用熟地，就能好。

有些人骨质疏松，用熟地配乌梅，为什么呢？酸能收，熟地就把它收到骨头去了。熟地配乌梅，就可以将精华收进骨髓。

所以，骨质疏松、抽筋，用熟地配乌梅。

熟地配砂仁，可以补，脾虚、肾虚的用下去，补而不腻，它可以纳气归田，这个肚腹就会暖洋洋。

所以对于有些人小肚子冷的情况，用熟地 50 克，砂仁 20 克，或者 10 克，小肚子马上就暖了，砂仁也可以用 5 克，加小茴香 10 克，小丹田就暖了。

有一个丹田发冰的妇女，她吃六味地黄丸也还是冰凉的。

我让她改肾气丸，吃了丹田就不冰了，实在不行，再加点生姜、砂仁进去，用这生姜、砂仁，辛温的汤去服用。

熟地配干姜，可以治疗产后血块，所以生完孩子以后有血块，用熟地配干姜。

熟地配牡丹皮，可以滋阴凉血，如果一个人，血很燥，就用熟地配牡丹皮。

熟地配玄参，可以滋阴降火，比如说有些人，长期咽喉隐痛，但又不是剧痛。剧痛就要用一些白英、青皮，泻火为主；如果是长期隐痛，这种痛可忽视，但又不能完全忽视，隐痛多虚，剧痛多实，那怎么办？熟地配玄参，玄麦甘桔汤加熟地，一吃咽喉隐痛就消去。

熟地配当归治疗胎痛，即妊娠腹痛。

熟地配牛膝，治疗腿脚疼痛。

熟地可以补血以疗虚损，它补血，肝藏血，所以肝血足了，膝盖就有力，熟地、当归、牛膝，就是著名的气血三药，壮腰膝的。

熟地壮腰，当归壮膝。

熟地、当归再配牛膝就壮腰膝。

血不足，就用熟地、当归、牛膝。

如果一个人痰多，咽喉有瘰疬，用消瘰丸（玄参、贝母、牡蛎）加熟地，痰会很滑利地吐出来。

所以有病人咽喉长了瘰疬，我就用消瘰丸加熟地再加四逆散。

吃完以后，排痰会增多的，不要以为吃熟地腻了，使痰多了，不，它是排病反应，不要将排病反应看作是病情加重的现象。

如果一个人痰多的话，熟地要加姜汁炒；如果有瘀血，要用酒炒。

总而言之，这个熟地呢，功用非凡。

你看七宝美髯丹有它，想要有关公的胡子吗？就用熟地，五迟五软就用七宝美髯丹。

想要有五虎将赵子龙一身是胆的威力吗？就用虎潜丸，方里有熟地，虎潜丸就有这个虎劲的。如果小孩子，老是胆战心惊，像老鼠一样，虎潜丸一吃了，就有虎劲。

想要耳聪目明吗？就用耳聋左慈丸；想要千里眼吗？就用杞菊地黄丸，都有熟地。

想记性好、腿脚麻利、声音洪亮、白带减少吗？就用胶艾四物汤，最止白带量多的，胶艾胶艾，就是艾有阳火，胶有阴血，把白带黏住了。容易健忘，记忆力下降的，转头即忘，用胶艾就黏住了，记性就没那么差了。

想要有安稳的睡眠吗？好，天王补心丹，方里有熟地。

想要有乌黑亮泽的头发吗？好，可以用四物汤加生化汤，方里有熟地。

第31讲

生 地

生地凉血以清热。

挖出来的新鲜地黄叫鲜地黄，又叫鲜生地，凉血效果无与伦比。

有一病人血热，浑身都是红红的出血点，他用新鲜的生地和大小蓟煮水喝，出血点就退掉了。

有一尿出血的病人，他挖了半斤左右的鲜地黄，加点白茅根煮水，尿血就没了。

临床上常用四鲜汤，四鲜不一定是生地、白茅根、大小蓟、紫草这些，选择四味新鲜的又带有凉血的作用的药，都叫四鲜汤。

鲜生地凉血之功无与伦比，若论凉血，众药无出其右，你想要高过它的，好难。

生地黄直接晒干以后叫干地黄，它有强大的凉血滋阴作用，干地黄滋阴作用强一点，新鲜的清热作用强一点，再经过九蒸九晒，叫熟地黄，补血作用强一点。

古方里有犀角地黄汤：犀角地黄芍药丹。

芍药就是赤芍药，丹就是牡丹皮。全方共四味药，治疗血热出血，高热以后出血。因为犀角解乎心热，高热以后，诸热皆属于心，心为火。

还有导赤散，小便黄赤，竹叶、木通、生地、甘草，都知道木通能利尿，竹叶能清心，甘草可以解毒，为什么用生地呢？

因为恐利水而伤阴。

所以给任何人开清热解毒、利水的药呢，后面给他加5～10克的生地，利水以后觉得嘴唇润润的，不然他一利水就口干舌燥，晚上睡不着，所以要加生地利水不伤阴。

增液汤，有生地、玄参、麦冬，能增加肠道津液，使大肠润滑，排便通畅。

这是能够让肠道涨水的，水涨则船高，水涨则舟行。

所以老师喜欢用逍遥散配合增液汤治老年人便秘不开心，不开心又便秘的恶性循环。

什么叫逍遥？如阳动冰消，舟行水摇。

逍遥增液汤虽然流通，但是不伤其内；虽然滋阴但不腻其中。

在老师看来，现在久坐人群呢，一个是真元消耗得多，看手机嘛，所以阴液亏耗，就要增其液，增五脏阴液。

第二个，久坐，形不动则精不流，精不流则气郁，所以郁闷的多，郁久了就化火，烦躁，就睡不着，所以用逍遥散。以逍遥散顺其性，增液汤养其真。

脏腑之真得养，脏腑之性得顺，何患疾病不愈。

所以肝郁化火，又伤了肾水的，用逍遥增液汤，效果非常好。

什么叫肝郁化火，伤了肾水？不开心，发怒，又咽干口燥，大便不通的。不开心发怒，用逍遥散；咽干口燥，大便不通，就用增液汤，增液汤就是给肠道“打吊瓶”的，这个组合是非常棒的。

有一位老奶奶，她经常愁她的女儿，因为她女儿在外面做生意，几次都失败了，她一接到女儿电话，心就咯噔一下，心有千千结，愁肠百结，愁着愁着大便就秘结了。诸秘结，皆源于心，心结不解呢，秘结就不愈。

我给他开了逍遥散加增液汤。

她吃了半个月左右，大便秘结就好了，心情也舒畅了。

所以不开心又便秘的，用逍遥增液汤。

如果浑身发热，吃煎炸烧烤便秘的，直接增液汤就搞定了，现代人便秘之所以难治，就是因为他既熬夜，又吃煎炸烧烤，还不开心，还久坐。

既要解他思伤脾，也要解他情志伤肝，还要解他燥结在胃肠，还要治他熬夜亏伤了肾阴。

所以这考虑要相当周到，才可以组合出良好的方药，刚才讲的犀角地黄汤、导赤散、增液汤中，都有生地，且它的地位都非常重要。

《神农本草经》记载，生地主折跌。

什么意思？就是摔倒，跌倒或者跟别人打架受伤，所以《跌损妙方》的第一句是什么？

归尾兼生地，槟榔赤芍宜。

槟榔好理解，行气；赤芍好理解，活血；归尾呢，归尾能破血；生地干什么的？生地可以续绝伤。

《名医别录》记载，但凡吐血、衄血、血热妄行出血、下血，用生地捣出汁水来饮，速愈。

尤其是妇人崩中血不止，也可以治好。

因为生地凉血以清热，血沸腾的时候就会冒出来，血凉下来呢，就会安静，好像什么？像热水壶，烧水的时候，放到八成满，发现水一滚的时候，那水就翻出来了，溅出来了。就像血一旦燥热以后，它就出到皮肤来了，喷出来了，鼻血也出了，牙血也出了，怎么办？

用生地，赶紧扬汤止沸，生地一下去，它既能扬汤止沸，由于它性凉，还可以釜底清火，大黄才是釜底抽薪，生地是釜底清火，然后这个滚水立马不沸了，稳下来了，水就不会溅到壶外去了，血就不会妄行了。

什么叫血热妄行？我跟你们比喻一下，这烧水壶烧沸腾以后呢，水就喷出来，叫妄行了，不受控制了，赶紧增液，跟减火，这个水就稳住了，马上不出了。

有一更年期妇女，鼻子老容易出血，她就吃生地黄，吃了半个月，这鼻血就好了。

《药性赋》讲，生地其用有四。

第一，凉心火之血热，心火旺盛，血热沸腾，它可以凉。所以皮肤出红疹、斑疹，往往都用生地。

有一皮肤病病人，他一搔抓，皮肤就起鲜红的疙瘩，我说，太简单了，用四物汤，熟地换用生地50克，再加上痒六味：威灵仙、甘草、石菖蒲、苦参、麻仁、何首乌。

马上这个出血点隐下去了，瘙痒也消止。

只要发现一抓这个出血点，很鲜红爆出来的，四物汤用生地，配痒六味，无论是海鲜过敏，还是鸡蛋、空气过敏，效果都行。

第二，泻脾土之湿热，脾土的湿热熏蒸，生地可以将它凉降下来。

第三，止鼻中之衄热，鼻乃肺开窍之处，肺跟肾金水相生，只要补够肾阴和凉血，鼻子就不会出血。

第四，除五心之烦热，治五心烦热最厉害的一味药——生地。

五心就是代表五脏，手心、脚心、额头心，还有胸口心，滚滚发热，烦死了。

所以听到一个人说烦死了，好，逍遥散加生地30克，然后吃完以后，他说哎呀真舒服啊。

解郁莫过逍遥散，清热除烦何如生地黄。

这清热除烦，很难有药能比得过生地黄。

解郁呢，很难有药能跟逍遥散媲美。

《日华子本草》讲，干地黄，能助心胆气，安魂定魄。

生地助心胆之气，所以一个人胆小，多吃点地黄，胆小的叫什么？叫胆小鬼，叫害怕，叫恐惧，恐伤肾，我们通过补肾来撞胆，叫水生什么？水生木。

胆虚胆怯的时候，我们一般用细辛去壮它，发现细辛还壮不了，立马要改用地黄。为什么呢？

虚则补其母，肝胆为木，它的母亲是什么？是水，就是肾，肾虚则恐。所以魂魄不定，惊悸不安，可以用地黄配枣仁。

《本草纲目》记载，用姜汁浸泡地黄就不腻膈。

什么叫腻膈？比如说，吃粽子，多吃了一个，一上午都觉得胸中腻腻的，黏糊糊的，喝点姜汁下去，就可以降逆止呕，能够化掉腻膈。

酒制则不妨脾胃，用酒来炮制地黄，酒能行气血，它就不会碍住脾胃。

新鲜的地黄性寒，晒干了它是凉的，要记住新鲜的跟晒干的地黄，性寒凉，都要谨慎，不能久服。

地黄又名地髓，可以填精补脑。药园的园长跟我们讲，此片地种地黄，必须三年以后才可以复种。

我们知道，种红薯呢，必须三个月以后，才可以复种。

因为红薯能够夺地气三个月，而地黄呢，夺地气起码三年，如果想要种高品质的，得要十年，这地方种过地黄以后，得十年以后才可以再种。

但为什么在河南怀庆府，地黄可以不断地种呢？因为土厚，对，它的土究竟有多高，像我们刘屋桥这个土翻到五倍高，因为黄河一年一年地流经那里，那个沃土沃沙呢，一层一层，翻下去，你都翻不到底的，土太厚了。

所以千百年来呢，它都吸不完那片土气，营养太充足了，这个地薄地浅的时候呢，就只能种一次，地厚地沃的时候，你可以反复种。

《本草乘雅》上面讲到，种植地黄后，其土会变苦，因为地黄是甘甜的，益力生肌肉，它会把地里的甘甜气夺过来，其土变苦，次年只可以种牛膝，牛膝能够往下行嘛，再第二年可以种山药，足足要满十年，那苦味才会转甜，方可复种地黄，否则种出来的地黄味苦形瘦，不堪入药。

所以知道为什么现在好多人，怎么用六味地黄丸都达不到理想效果了吧。是不是剂量不行？剂量也对；是不是辨证不行？辨证也对；是不是药物不行？药物抓的也是地黄，但是抓的是有其形而无其神的，抓的是不断反复种的地黄，长的就是那空壳子，里面的地髓地力不够，跟那以前的野地黄和这个土地里头第一次种的地黄，没得比。

所以我们这个地方好久没有种菜，第一次种茄子，第一次种西红柿的，特好吃。连续种三次后，蔬菜的味道就没那么好，就要下好多肥。

《海上方》记载，治一切心痛，无问新久，以生地一味，随人所食多少，捣搅取汁。

刘禹锡记载，有个人心痛垂绝，心痛的呢，好像要垂死了，岌岌可危，用地黄来服食，服完以后呢，就好了，他不知道这是什么原因。

所以书中就记载，治心痛，无问新久，生地一味服食。

《辨证录》记载，有一位牙痛病人，牙龈肿得像鸡蛋黄那么大。这个牙痛呢，不是普通的牙痛，牙龈肿痛，它最多长得像黄豆粒大小，他肿得像鸡蛋大小，怎么办？

有一个牙仙丹，用玄参1两，生地1两，水煎服，治疗诸火牙齿痛。

他就用玄参50克，生地90克，煮水，喝一次这个痈就软了，三次痈就平掉了。

所以大家碰到这个牙痛，用这个方，没有不见效，没有不好的。牙痛不是普通牙痛，普通牙痛用点大黄、甘草、薄荷、麻黄，就好了。

牙痛的时候，用玄参、生地，而且要重用，50克地用。

《外台秘要》讲到，单味生地，捣出汁来，可以治疗骨头发热，叫骨蒸潮热，就是劳累疲劳以后，身体老是一阵一阵地发热，像涨潮一样，一波一波热上来，生地一增液凉血，热就退了。

就像锅烧水，它滚沸得好厉害，水都要滚出来了，舀一勺凉水，一倒下去，就平静了。所以有些人烦躁，翻来覆去，用生地补水，喝上一两碗下去，就安静了。

所以增液可以除烦，增液可以定躁，增液可以降火，增液可以清热，增液能够治疗小儿多动躁动，可以治疗妇人骨蒸潮热，这是增液之法。

说白了，生地就是什么？现在就做一个高度总结，生地汁就是中药里头打吊瓶，它直接入到肾，补到骨髓，五脏六腑需要什么，然后骨髓再去分配。就好比直接存款存到人体银行去，然后你哪个部位不足了，就来这个肾里取。

肾者，受五脏六腑之精而藏之。

肾就是五脏六腑的“银行”，五脏六腑“缺钱”了，赶紧来肾里拿，银行如果告急了，宣布破产了，那五脏六腑就完了。

所以又学到一招，更年期呢，必须用生地。更年期在张仲景眼中，就是百合病，脏燥，因为天癸竭，地道不通，形坏而无子，他就用百合地黄汤，百合补什么？肺，生地补什么？肾，让金水相生。像我们下完雨后，诶，觉怎么好睡多了。

人体也是，百合地黄汤一下去，五脏六腑下场雨，人神也安静多了。

所以老师认为生地、百合，都是静药，大凡滋阴凉血的药都是静药，温阳助火的药都是动药，动静配合搭档得好，乃入阴阳之道，可以驭万物之病，可以调百体之疾。

《张氏医通》记载，有一妇女大出血过后，烦渴，大便不通，为什么？因为精血同源，所以就用一味生地黄捣汁来服用，马上便通渴止烦除燥息，这大便通润了，干渴止住了，烦得到了减轻，燥得到了平息。

如果血枯燥结，可以用熟地黄加蜜来煎，常服，或者熬膏。所以妇女冬天熬膏，春天容颜润泽，熬膏几乎都要用熟地黄，如果不用熟地黄呢，那膏的效力不强。

地黄又叫地髓，里面有精髓，外面就有光芒。

人的肾中精髓充盈，才会气贯长虹，昂首挺胸，精神矍铄，目光炯炯。

想不到《张氏医通》这么厉害，一味地黄就可以治疗失血后大便不通。

老师呢，运用这个经验，治疗一位跌打损伤的病人。

有一个男孩子，打篮球抢篮板的时候，跳下去，腿骨骨折，腿骨骨折以后，七天大便都不通，为什么骨折以后大便不通？大部分人都会大便不通。

骨折以后，第一，会痛是吧，痛要消耗什么？消耗津液，骨折部位又痛又肿，所有肠道的水都被“搜”出来，去修复了，所以肠道就干了。

第二，骨折的人会干什么？他肯定卧躺在床上，形不动则精不流，精不流则气郁，你看瘫痪的老年人基本上都要用开塞露的，因为他动不了嘛，身体不动那肠子怎么动？所以骨折行动不利以后，大便也会艰难。

第三，骨折以后，会流大量的血，出血以后会影响体内的津液情况，津就会变成血来去补血，津就不足，津不足，肠就干了。

还有呢，骨折以后无论是皮肉脉筋骨，只要津液不足，都会向哪里要？向阳明，阳明是什么？阳明就是水谷之海，五脏六腑都会向水谷之海要，这里一旦津液不够，大便就干枯。

七天不来大便，我说：“好简单，用生地煮水，一次 80 克。”

当天吃，当天大便就下来了，乌黑的大便，硬的，完全被榨干了，像那个甘蔗已经被榨得一滴汁都没有了，用生地。

民间验方，猪蹄生地汤，经大量便秘病人服用，效果良。

猪蹄一个，然后打碎入锅，煎到快熟以后，加生地 60 克，再煮二十分钟左右，就可以服食。

疗效还挺好的，为什么呢？蹄是往下的，像老师用猪甲可以降五脏六腑之浊，再加上生地可以润，润增液加降浊，可以治便秘。

便秘还有一个名字叫什么？浊阴不降。所以你看是便秘，在老师看来是浊阴不降，是津液亏少。病人关心的都是疾病，医生关心的都是病因，病人看到的都是病象，医生看到的都是病根。病人常为疾病而痛苦，医生常在观察病因上面努力。

《神农本草经》记载，生地有主血痹之作用。

所以风湿方里常用生地，如独活寄生汤等等，用生地有两层作用。第一，大部分风湿药都偏什么？偏燥，风湿药是辛行，辛散的，辛能行，辛能散，燥苦动肝火，故以生地涵养肾水，恐其木燥起火。有些人一吃风湿药，关节不痛了，可是牙痛，那风湿药方就加生地，吃下去，关节不痛了，牙也不痛了，舒服。所以要适当地作药物配伍，可以取到理想效果。

姜春华老先生治疗顽痹，常用生地 60 ～ 90 克，有时候用到 100 克以上，然后再配合小剂量的川乌，川乌是非常燥热的治风湿痹痛的药，没有它止不住的痛，可是一旦用了它以后呢，会发现好容易上火，很容易燥，赶紧用生地，如此一寒一热，去性存用，去掉川乌的燥性，让它缓一缓，止痹痛而不上火。

所以老师一般不轻易讲乌头蜜的炮制，乌头蜜的炮制，可以让关节剧痛如老虎咬的情况，一吃就会好，但是你要很重视这个炮制过程，火候稍微过一点，或不及，都会影响到效果，这必须严格按照古法操作的，一个环节都不可以少。

把燥烈之药配合滋阴的生地，就是阴阳调和，动静皆顾。

在老师看来，川乌、附子是动药，是燥药，是阳药，是武药；生地是静药，是柔药，是阴药，是文药。文武结合，彬彬有礼。

所以吃药时想要避免发生强大的药物反应，那最好就是寒热文武调和。

有一个富商的儿子，因为不善理家业，破产了。常年忧郁在心，时而大笑，时而悲哭，胡言乱语，好像白日见鬼，时而清醒，时而糊涂，一日数发，胸中痞闷，夜不可卧，小便黄短。用生地 60 克重用，当作百合病来治，用百合地黄汤，然后再配合安神药，三日症大减，随后即得痊愈。

皮炎、湿疹、皮炎、荨麻疹，每日用生地 90 克，间歇煎水口服，总共治疗三十七例，均获良好的口碑跟疗效。

《新中医》记载，用生地治疗其痒难耐。

有一妇人，全身瘙痒，不红不肿，无疹无斑，屡治乏效。我就思考，风胜则肿，热胜则红，可她无疹又无斑，恐怕不是风热，一定是内虚，用生地黄煲瘦肉，就嘱其当汤来不断地吃，吃了半个月有好转，吃一个月全好了，如今瘙痒全消失。足见这个生地有消炎止痒，治疗奇痒难耐的效果。

但是后人为什么达不到这个效果，那是因为你生地 3 克、5 克、10 克地用，你没有 50 克、100 克地用，你看它可以煲汤的，你就知道它多么的平和。

重用生地，现代研究说有保肝降转氨酶的效果。为什么？因为重用生地以后，水就足了，肝火就不烧了，木燥才起火的，水一足，就不燥了，还怎么起火。

《得配本草》讲，生地配玄参，可以稳定肾精。为什么可以稳定肾精？第一它们是凉的，能够凉血安定；第二它们是增液的，半桶水晃荡，满瓶水不响，所以一个人精满是不邪思妄想的。

生地配玄参有安定肾精、肾水的作用，像什么？像定海神针，定海神针一拔掉，肾精一亏空，波涛汹涌；定海神针一放下去，水就稳定了。

所以说人精气神足的时候，就不会乱想，瞎想都是精气神亏虚的时候。我看到一个小孩子，他就经常乱想，我一下想到增液汤，玄参、生地、麦冬一增足，他就不乱想了，马上欲望减少，肾精充足，思维敏捷，反应迅速。

生地配竹茹，可以息惊气，惊是惊吓，人被惊吓了，拍胸脯，生地加竹茹。

生地配麦冬，可以复脉，就是说脉象如果一切下去，都是乱的，心律不齐，生地配麦冬，可以将脉象复过来。

生地配当归，可以补血和血，所以妇女大出血，嘴唇发白（贫血），生地配当归，可以调和少阳之血。

生地配地龙，治疗鼻衄出血最效。

为什么呢？两个地，鼻子出血就像冲天炮一样，鼻为天嘛，司天气。那用生地跟地龙，地就走地嘛，天气过亢了，我就走地，上病下治，这个是《得配本草》里有的。

如果你说你不吃动物药，一看到地龙就恶心。好，那就单用生地，配合往地里钻的，白茅根也可以，再不然弄点甘蔗煮也可以，往地里钻的都可以。

生地配通草，可以导小肠之郁热从下而泻，就是撒尿又黄又热又赤的，生地配通草，热就泻掉了。生地配车前子可以治疗便血、尿血。

古代有一个四生丸，这个太重要了。新鲜的生地、新鲜的荷叶、新鲜的侧柏叶等联用，可以治疗一切血热出血，如呕血、衄血、便血、崩漏出血、皮肤出血、溢血，四生丸都非常好用。

一个人无论是高热以后，还是夏天暴汗，还是糖尿病，导致的胃液枯竭干燥，烦渴多饮，可以用益胃汤，生地配麦冬，专门治热病伤津。

第32讲

白芍

白芍药治腹痛——补而收，而烦热上除。

芍药有赤白两种，白补赤泻，白敛赤活。赤芍入血分，活血为主；白芍入阴分，补阴，补而收。

白芍味酸苦，入肝、脾二经，最重要的功效乃补血敛阴、柔肝止痛、平肝潜阳。

四物汤是补血第一方，女家百病此方宗。就是妇科以血为用，百种病都要遵从四物汤，它可以养血敛阴。

我们用熟地、龙眼肉补血，但有人补了会上火，加点白芍，就不上火了。

四物汤，你说熟地、当归那么好，我光吃熟地、当归不好吗？可以啊，可是补进去，敛不入，你就会上火，或者滋腻碍胃，加点白芍就好了。

白芍的酸，就好像醋一样，你发现呢，这碗饭明明吃不进，搞点凉拌的，滴几滴醋，就吃下去了，因为补进去了，没那点醋，你就会消化不良，这个营养进不去，加一点醋呢，就补进去了。

所以以后用保和丸，还有四君子汤等补益剂时，加点白芍进去，就补而不上火，因为它能养血敛阴。

敛有什么作用？敛有收敛、藏住的意思。所以一个人横眉怒眼，给他用白芍 30 克，马上就慈眉善目。

有些怒发冲冠，但见嚣张者，可用敛阴药，白芍是也。

有一病人一来就怒目圆睁，眉头上竖，此皆嚣张之相。白芍一下去，“曾医生，我没有说要治失眠，怎么吃了你这药，晚上睡得这么好？”因为白芍敛阴。

这是阳须敛阴，再加上柔肝止痛，疼痛每见于筋急，这经络筋骨经脉扭曲、打结，肝又主筋，白芍刚好入肝，柔肝止痛。你看每个人疼痛都会咬牙，会切齿，会皱眉，会难受，会面目扭曲，会没有笑容，会紧张，任何痛都会出现这些表现。中药里头有个广谱止痛药，就是白芍，白芍号称肌肉筋骨血脉松弛剂，它能够让筋骨得到松软，肌肉得到缓和，血脉得到通顺，骨头得到安静。

你看牙痛的病人，痛得咬牙切齿，捂着嘴巴。不要紧，用白芷 30 克，白芍 30 克，生甘草 20 克，吃下去牙痛会立即好转，因为白芍、甘草可缓急止痛，但是怎么让它能够缓牙齿的痛，加白芷入阳明经，头面痛苦就找它。

我们客家话称眼睛为目珠，目通肝木的木，为肝所主，珠是圆的。古籍记载，目珠痛，夏枯草主之。所以那天有个妇女问她的孩子目珠老痛怎么办？

夏枯草 30 克，加白芍、甘草各 20 克，煮水喝，一喝眼珠子胀痛就缓解了。

目珠胀大的甲亢病人，瞪眼看起来有点吓人的，突眼征，怒气冲冲的，这个面容一出现，白芍、甘草、夏枯草，各 20 ～ 30 克，胀痛的现象就好了。

还有一个扁桃体发炎的病人，痛得水都喝不下，怎么办？

四逆散，白芍用 30 克，加威灵仙、白英、青皮三味药，这是扁桃体三药，吃一剂就好了，水也吞下去了。

可见对付这些急性的、爆火性的痛苦，白芍可以。那么慢性隐痛，它行吗？

慢性腹痛用药的效果更佳，我们用白芍治疗慢性腹痛，已不下几百例了，应手见效。

妇人痛经，月经来临前的腹痛，还有特异性肠炎，或者痢疾，或者肠易激综合征，或者痛泻要方所主的木克土，都可以用白芍。

一旦肚子痛，就要跑厕所，拉了好一点，一紧张，肚子又痛，又要跑厕所，不拉就不行，叫情绪肠胃。一动情绪呢，肠胃就不好。

这人如果肝、肺、心、肾都强大的时候，是不容易拉肚子的。肝弱的表现，就是碰到一点事就火冒三丈，就着急，一着急，肚子就痛，拉肚子，叫木克土。这肝的“拳”就打向这个肠胃，肠胃一受不了就拉肚子，这时用痛泻要方，里面就有白芍，可以缓肝急。

妇人腹中诸疾痛，当归芍药散主之。妇女肚子里的各种疼痛，就用当归芍药散。

老师治疗这个痛经腹痛，就当归芍药散，十人九愈。如果痛经，痛不可忍，工作都不行的，抱着肚子，翻来覆去的，面目扭曲，都是筋紧急，肉不松弛，用当归、白芍、川芎、茯苓、白术、泽泻。

活血，利水，柔肝，缓急。

这个小腿抽筋，用白芍、甘草、牛膝柔肝止痛，三味药就必愈，你想要它好一点，加一点淫羊藿、小伸筋草，放松这个膝盖中的筋，湿气重加炒薏仁，这就是抽筋名方。

西医常规治抽筋就是补钙，补营养。中医治抽筋是提高它封藏能力。

常规要救一个人是给他钱，给他吃饱饭；而厉害的人救人是教他本事，让他拥有赚钱的能力。

所以中医为什么说治本？因为中药的白芍和淫羊藿，一个敛阴，一个暖阳，阴主潜藏，阳主固密，既潜藏又固密了，进来的营养，纷纷收到骨头、筋里去。

淫羊藿能将钙收到骨头里，白芍又能将铁、磷等营养物质，收到肝里、筋里。

它们两个配伍，治抽筋无出其右，它们两个结合“打组合拳”，攻克抽筋，无往不利。

白芍的十二字诀，养血敛阴，柔肝止痛，平抑肝阳。

平抑肝阳是什么？它可以松软肝部，它是敛阴的，把阴水一敛下来，这个阳就亢不上去了。

白芍可以增水，你看肝一火，急得像热锅上的蚂蚁，像热锅，我加两勺凉水上去，这个锅就不热了，就平静了。

所以白芍能够给肝增液，所以你们认为玄参、麦冬、生地是肠增液，在老师看来，白芍、当归叫肝增液。

心增液是火麻仁、炙甘草，炙甘草汤嘛，心动悸，脉结代，再加桂枝。

那肺增液是什么？麦冬、五味子。

肾增液是熟地、玄参，色黑嘛。

所以增液汤得要分明白，如果肠燥津枯，那我就用玄参、麦冬、生地；如果肝燥火大血压高，那我就用白芍，叫肝增液。

此时如果用肠增液的效果就没那么理想，没有肝增液那么直接。

老师碰到一例高血压的病人，收缩压达 170mmHg。

天麻钩藤饮重用白芍 50 克，一剂药下去，就降到 140mmHg，两剂药降到 120mmHg。

大家以后碰到血压偏高的病人，天麻钩藤饮，白芍可重用 30 ～ 50 克。

那个肝火往上面一冲，头晕目眩，重用白芍，就能向下酸敛，这叫平抑肝阳。

白芍以杭州产的最佳，故称杭白芍，这是道地药材。现在用很多白芍用不到效果，是因为用到取代品跟伪品，所以很难得到荫护。用到这个取代品，它不是正主，不是道地的，效果就不理想。所以不要怀疑《神农本草经》所讲，不要怀疑古人医案记载，不要怀疑老师的这个言教。

临床行不通，不要轻易怀疑古籍、古方、古药，我们不仅要看炮制，还得看是否为道地药材，药非道地难显其功，炮制不精密，疗效就降低。

所以白芍炮制时有生用，生用大都可以降血压，平抑肝阳；还有土炒，土炒可以健脾，可以养阴；还有酒炒，酒炒可以柔肝止痛，酒能行气血，可以止痛。土炒的，它偏于安脾止泻。所以痛泻要方，白芍要记住，不要开生白芍，土炒白术、白芍，两个都要土炒。

这个痛泻要方，现在人用的非常多，老师那天碰到一位县城里头的病人。

他说："曾老师，我一天要上厕所五六次。"

我说："你是不是一紧张，肚子就不舒服，就拉肚子？"

他说："对对对，你怎么知道啊？"

痛泻要方，用白术、防风、陈皮、白芍四味药，再加四君子汤。

一吃这个药呢，一天五六次的拉肚子就变成一两次了，这个紧张以后拉肚子，就好了。

什么叫痛泻要方的格局呢？老师跟你讲，风调雨顺，就五谷丰登；风狂雨骤呢？崩堤溃坝。

我们就用白术、陈皮，一个健脾圣药，一个燥湿良药，两个配一起就筑堤坝，像龙颈水库，堤坝给我加牢，然后再加白芍、防风。

白芍能够让这"狂风"变得和缓，缓肝急嘛，防风可以防御风邪。像两个大捍门，一方面我在加堤坝，一方面我让台风少来。像我们汕头，自从建了海湾大桥以后，多年以来，这潮汕地区未见大型台风，不然以前每一年都会出现，为什么呢？那个海湾大桥就是什么，就是防风；我们龙颈水库，就是白术、陈皮；这白芍呢，白芍就是大风过来时加的减速带，它像什么？像这个建筑、这个树林。

有些人一旦出现风沙眼，老师跟你讲什么叫做风沙眼？风沙眼，眼睛浑浊、沙沙的，西方医学没有这个概念，中医就有，病机就是肝火上攻眼睛，我们重用夏枯草、桑叶、菊花、白芍，各20克，一次就好。

你眼睛红红的，胀胀的，痛痛的，服一次药，病去大半，不用再服药了。如果觉得最近看东西怎么老觉得有东西挡住，好像沙子进眼，再对着镜子一照，眼珠红黄隐隐，红是因为有火，黄是因为有湿，既有火又有湿，夏桑菊再加白芍，祛湿敛火。

用名方痛泻要方，这种解法呢，古往今来没有的，只此老师一家，解过一次以后呢，你们就知道如何加减变化，比如说用痛泻要方，拉肚子拉得肛门都脱垂了，怎么办？白术、苍术联用，再加点升麻，把肛门提一提。

情绪很容易激惹，无事常生烦恼，好，那我用防风，还要加一点荆芥，加点这个风药；然后肚子痛得难受，好，那我在白芍的基础上加点大枣，大枣可以安中，可以调百药，可以缓急；不开胃，在陈皮的基础上再加点砂仁，可以燥湿开胃，这样就非常地圆满了。

《神农本草经》讲到，白芍主邪气腹痛。无论痛经多么厉害，白芍、甘草各 30 克，再加生姜、大枣。为什么加生姜、大枣？因二药可调和营卫，调和气血，让白芍、甘草缓急止痛的时候，它有后力之源，这个药一下去，任何痛经、腹痛，都是一剂止，两剂愈的。

《神农本草经》讲，白芍除血痹，什么叫血痹？痹，就是痹阻，关闭，风寒湿三气杂至合而为痹，就是风寒湿进到身体里，会让血管收缩。

人一旦暴怒嚣张以后，血管就梗堵了，比如好多脑出血，一生气，脑就出血了，或者脑梗、心梗。白芍呢，让血脉柔一点，它就通畅了，凡物柔则通，刚则堵，柔和的像水一样，无缝隙不入，无孔不过，无沟不通，无渠不达。

所以白芍就是《道德经》里讲的水，它配合桂枝，专治疗上半身痹痛；配合附子治疗下半身痹痛；配合杜仲治疗腰的痹痛；配合小茴香治疗腹的痹痛；配合白术治疗胃肠的痹痛；配合川芎治疗头的痹痛；配合葛根治疗颈项的痹痛；配合桔梗治疗咽喉的痹痛；配合威灵仙治疗通身上下的痹痛；配合甘草、牛膝治疗小腿肚的痹痛。

白芍就是这么好使，白芍就是药中百搭，跟谁搭在一起，它都能够帮助止痛，但是你要注意寒温，体质寒的病人，加点炒白术，体质温燥的病人，就加点生白术和清热的药。

什么叫血痹？就这个血瘀滞在那里。老师亲眼看到两例血痹的治疗，病人的反应跟经典讲的一模一样。

病人说：“老师我这个大腿有这拳头大的一片地方麻了，就是摸下去没感觉，要捶它。”

“其他地方会吗？”“不会。”

他如果其他地方麻，要防止他中风，他就大腿这一块，叫血痹。血痹，黄芪桂枝五物汤主之。

用桂枝、白芍这个桂枝汤为基础，再加黄芪要用到 80 克，一剂就好了。两例都是一剂药就好。

所以当你碰到血痹，要想到黄芪桂枝五物汤。

痹阻的范围越大，黄芪的剂量就得用得越大，痹阻范围小的，像鸡蛋大的，用黄芪 30 ～ 50 克就好了，像巴掌大的，黄芪要用到 100 克，为什么呢？

重用黄芪不单治疗肌肉痹，还可以治体虚百病，可托疮毒，补肉，它重用是可以治疗下肢瘫痪的。它都可以使腿恢复，何况是普通的血痹。

好，这个除血痹，血痹的名方要知道，即黄芪桂枝五物汤，里面就有白芍，白芍还可以破坚积，所以肿瘤的治疗常常少不了它，因为白芍能够让肿瘤变小，可以让肿瘤表面的疙瘩变圆润，白芍能够让血脉收缩，桂枝让血脉舒张，一张一缩，就符合“道”。

所以白天不运动，血脉就舒张不了，筋就拉不开，胃口就不够好；晚上不早睡，血脉就收不了，潜藏不住，大脑就会兴奋。所以白天一定要运动，不运动你的筋就会不断地萎缩；晚上一定要早睡，不早睡呢，你的精华就藏不了，天天赚钱，天天都花掉，银行里老没存款，所以白芍可以增加你五脏六腑的“存款”，可以让血存到肝里，熟地能够让精存到肾里。

熟地配白芍，就是大力丸，吃了呢，人体力会增加。它为什么能够破坚积？因为要推动坚积，必须要有力量。就比如说，你要将这个石头推开，原地推不动，你退后几步，然后再一冲，用这个脚一踹，它就滚走了。

再比如说你想要投篮，必须先蹲下来，再跳，你想要跳过这个沟，你直接跳跳不过的，但是你退后几步，再一冲刺就跳过去了。

白芍就是欲攻先守，欲破先收，欲静先退，欲刚先柔。

吃芍药生姜大枣甘草汤时，不加桂枝，会觉得浑身都是劲，但是就放不出来，一加桂枝，劲就放出来了。

所以你觉得现在浑身都是劲，就是放不出来，就要重用桂枝。你浑身没劲了，好像放出来散了，收不回去，桂枝少用，重用白芍，它可以让肝经收气血功能变强，这个手指得到血了它就能握、能摄。

如果最近拿东西老掉，拿纸就纸掉，拿手机就手机掉，屏幕已经换了四五次了，怎么每个月都要去换。看到这个现象我就知道，桂枝汤重用白芍20克，再加黄芪50克，立马呢，手有力又能够握固，从此手机就不容易摔坏了，轻轻就拿住了，拿紧了。

所以说白芍能够让你脏腑“螺丝上紧”，上紧了，就不会哐当哐当响，但是有些人不是掉纸，也不是掉手机，是掉记性，那就要用白芍加六味地黄丸，这样记性就固住了。

《名医别录》讲，白芍可以利小便，可以去水气。

记住不是只有车前子可以利小便，白芍也可以。所以如果碰到肾结石病人，要记住用白芍。

有一肾绞痛病人，痛得满地打滚，用八正散下去呢，还打滚，加了白芍，顺利排出绿豆大的结石。

后来我才领悟到，白芍重用30～50克，柔肝缓急，就不会痛得满地打滚了。

看似是这个肾在痛，其实是肝的筋在痛，筋拘急则痛，它可以利小便，可以让结石顺利地排出体外。

所以八正散里加白芍，重用下去，可以治疗尿道炎、膀胱炎、结石。所以小便痛得尿道都灼痛难忍，不妨在八正散或者五苓散里重用白芍30～50克，马上小便就顺了，就感觉好轻松。

所以白芍它是放松药，治疗什么病？治疗紧张病。

《药性论》讲，白芍可以治血气积聚，通宣脏腑壅滞之气，治疗邪痛败血之症。

所以这脏腑堵壅都可以用白芍。它不单缓解肝痛，心、肺、脾、肾的壅堵，它也可以缓解。就像吃醋一样，醋是酸的，醋所过之处，从咽喉到肛门，有积滞它都给融了，像这个洗手盆，用醋洗一洗，从盆顶一直到盆底，都是亮锃锃的。可以洁污垢，让污垢恢复光洁，白芍是也。

所以醋炒白芍，可以起到降血脂、降血糖、降血尿酸的效果。

脏腑的恶邪败血之症，以及壅堵积聚之气，用白芍。说白了，脏腑里头有垃圾，白芍就像什么？清道夫。像我们从这个二村过，为什么走过去这么干净，因为有环卫工人，有他们在前面给我们打扫，白芍就是人体的环卫工人，脏腑清道夫，血管保卫者，筋脉松解剂。

张元素大医家讲白芍，其用有六。

第一，安脾。如果动不动就拉肚子，用白芍。

第二，治腹痛。腹中绞痛用白芍。

第三，收胃气。老是胃气上逆，打嗝，肝气犯胃，一生气饭都吃不下去，用白芍。

第四，止泻痢。芍药散，专门治疗这个痢疾，表现为便下脓血，赤白相加。

第五，和血脉。所以碰到血管不通的，如脑梗死、心肌梗死，用芍药配鸡血藤，所过之处，莫不通畅。芍药八面玲珑，可以配王不留行、路路通，反正身上任何部位痛，它都能通，通则不痛，所以它有和血脉之功。

第六，固腠理。白芍不单敛藏脏腑，它还敛藏肌表，白芍配桂枝，就可以让汗漏不止得到收，比如碰到病人说他皮肤漏汗，皮肤像网孔一样。不要紧，用桂枝汤加附子，治疗汗遂漏不止。

一着急，一喝多一点东西，一吃饭呢，就会汗出不止就要换衣服，用桂枝汤加附子，为什么呢？桂枝汤里有白芍，可以敛住阴汗，使生化有源，有桂枝、附子，就可以固表，加姜枣草呢，可以让中焦生化有源，一方面，脾胃生化出精血来，一方面肌表又得到固密。

老师碰到一阵风一吹就鼻塞打喷嚏，流清鼻涕，头痛的病人，桂枝汤加苍耳子散，一用下去就见效。有的时候，经常吹空调，早上一起来，别的不说先打二十个喷嚏，这种就得要固腠理。

到一个地方，一闻到花粉就打喷嚏，一闻到刺激性气味就打喷嚏的，卫表腠理功能太差。假如我的城池固若金汤，敌人来我会紧张吗？不会，假如我的城池就是纸做的，那风来我就开始害怕。

桂枝汤就是“固卫城墙”，苍耳子散就是祛风邪，再配四君子汤稳定中焦，所以这三方联用，叫联合使用汤方法，治疗鼻炎呢，无不应手取效也，尤其是慢性鼻炎，就是这鼻炎越久的，越难缠的，越反复的，一吹空调、天气转凉加重的，就用这个合方治疑难。

我们来看案例。

白芍乃治腹痛圣药，我们看仲景用药神品，有些人深秋腹痛，怎么办？好简单，以白芍为主，30 ～ 50 克，再加炙甘草为辅，深秋腹痛的，再加肉桂 2 钱（6 克），他就好了。

有一病人，每年秋冬天都会肚子痛，医生说，今年就帮你治好，一到立秋的时候，就给他吃芍药甘草汤加肉桂，从此以后，秋冬天都不再肚子痛了。要记住，肚子痛秋冬天厉害的，就用芍药甘草汤加肉桂。

芍药乃利水要药。张锡纯记载，有一妇女，30 岁，小便解不出脚又肿，刚开始用八正散，好不了，后来用生白芍，记住，要利水，不要用炒白芍，炒白芍是敛的，是健脾的，是安土的，生白芍才是利水。

用生白芍 6 两，煎到两大碗汤，再加点阿胶融化其中，然后病人一服下去，居然第一剂这小便就微通，第二剂大通，腿肿就消掉了，两剂药好了。由此可以证明白芍真的是利水的神药，但是前提必须用生白芍，而且要重用。

因为《神农本草经》《本草纲目》讲，芍药利小便。

罗止园写的《止园医话》中记载，肺结核咳血，不断地咳吐血，老好不了，怎么办呢？他就用白芍 30 克，藕节 30 克，生地 24 克，三七 3 克，一剂就不咳血了，连服数剂，从此这个咳血痊愈了。

罗氏他就讲到，白芍有止血之功，神效不可思议，放胆用之，常有奇迹，如果用白芍止血，用量必须 30 克以上。

“流鼻血，怎么我用白芍没效？”

“咳血，怎么我用白芍效果不理想？”

两个原因，第一个没有用道地药材杭白芍，用的是普通的白芍；第二个，用量10克、5克，没有用30克、50克，为什么呢？对方是一个团，你派一个排去打，你排再厉害，都会被打得鼻青脸肿，派一个师去，你的师再差，都会把它团灭了。

辨证如果精准了，药物就要注重剂量。治疗胆囊炎，有一个平怒汤，胆囊炎古代叫胆嚣张，所以怎么知道病人胆囊炎很严重，看他的目睛，目睛往上，他胆是翻过来的，胆囊壁毛糙、硬化了，这目睛往上的，寸脉上鱼际的，寸上上寸，中风可虞，如果寸脉一直奔到这个腕横纹以上，鱼际上面来，随时都可能中风，肯定是睡觉睡不好，睡不沉。

清代有一位名医叫陈士铎，他自制平怒汤，用白芍3两，世人不知其功效，不敢多用，孰不知白芍必多用，而后能取胜，用2两则力量倍于1两，用3两则更胜过2两，胆实坚聚，可以一步到位，将病人治愈，平怒汤里要重用白芍。

如果老师以后写道，给我用平怒30克。

什么叫平怒？平怒就是白芍，它的别名叫平怒。

熬一盆白芍汤，一喝下去，怒气就下降了。

最近老容易见什么都不顺眼，就想打架，或者找打，怎么办呢？用白芍30克，再加炙甘草30克，煮水喝下去，第二天就春风化雨，笑脸迎人了，这个就是平怒汤。

李某，30岁，患了严重的胁肋痛，他一生气，两边胁肋就像青蛙的肚子一样鼓气。你看，青蛙一鼓气，它肚子就变大，所以所有肝硬化腹水的根源都在肝上，不在水上。

有人说，肝硬化腹水不可以吃凉药，不可以吃太多的冷水，不可以睡凉板床，不可以吹空调，这些都不重要，最重要的是不可以生气。

那一次余老师就考我们，肝硬化腹水治什么？

有人说，治水，治肾，治脾，因为他大肚子嘛，脾主大腹。

只有一个学生说，这个肝硬化腹水必须治肝，就像余老师讲，肝炎究竟是治什么？治炎症，还是治肝。

治肝，不是治炎症，这个不要搞错了。

这个胁肋痛，痛不忍，B超一检查，胆囊壁毛糙，有结聚泥沙样的碎结石。胁痛大发，一旦劳累疲倦以后，胁肋痛得翻来覆去，万念俱灰，想要寻死，用大柴胡汤重用白芍100克，只吃了一剂，结果当下痛去若失，晚上一觉睡到天亮，白天起来去上班就没有再痛过了。

多厉害，所以有的时候呢，这叫重剂起沉疴，你看胁痛那么厉害的，一剂就平怒了，也叫息怒，大柴胡汤重用白芍就是息怒汤。

有一个人脾气刚强，枕骨痛了三年，一旦紧张或者疲劳的时候，就痛不可忍，想拼命去捶打它，但是都治不好，脉一切，弦硬有力，重用白芍60克，再加颈三药葛根、丹参、川芎，配龙骨、牡蛎收敛一下，结果才服四剂，头痛若失，随访四年，再未见复发。

这个头痛剧烈呢，重用芍药，收效迅速。

有杂志记载，有一40岁病人，因为腰痛受伤入院，卧床不能动，大便不通，腹部胀满难忍，怎么办？医生说可以帮他接骨伤，但是他大便不通，真的治不了，因为已经治了很久都治不好。怎么办？请中医来会诊。

中医用生白芍60克，莱菔子10克，枳实、厚朴、陈皮各3克，甘草15克。

就芍药甘草汤加枳实、厚朴、陈皮理气，再加莱菔子下气，一共六味药，服一剂，大便遂通，腹痛消除，自此出院以后便秘再未出现。

可见外伤引起的便秘，大便传导失司，腹胀，可重用白芍通大便，又可以修复伤口。

如果家里有一个孩子，他摔伤骨折了，然后接骨，但是大便不通，就重用芍药甘草汤，再加点行气的枳实、厚朴、陈皮等药，或者加下气的莱菔子，好了，这个思路非常清晰。

所以白芍可以用于习惯性便秘，效果是杠杠的。现代研究发现，白芍可以解痉镇痛，它可以抗血栓，可以溶化血液里的杂质，可以降血压，还可以消炎，它最重要的是抗衰老，增强记忆力，为什么呢？

白芍，它是什么味的？酸，酸能静，静能定，定能慧。

所以为什么要少吃盐多吃醋？吃点醋，人就会平静，会淡定一点，智慧从清静中来，聪明自淡定里头出，芍药甘草汤，它就是淡定汤。

再看《得配本草》，我们看白芍要怎么配伍，刚才老师已经讲了好多了。

如果多年带下淋漓不尽，白芍配干姜，就可以收。

如果咳吐血，白芍配水牛角。

如果是月经老是淋漓不尽，白芍可以配香附、艾叶，特别是长期月经崩漏不止，用归脾丸，重用白芍 50 克，一吃就好了。

如果是短期的，突然来月经崩漏好不了，就桑叶配白芍，如果长期的就用归脾丸，因为短期的大都属于实证，长期的属于虚证。

头痛不已，白芍配川芎；畏冷，白芍配姜枣。

胃肠发冷，痢疾，白芍配木香、黄连。

胁肋痛，白芍配甘草。

消渴，即糖尿病，老要喝水，又不解渴，白芍可以配沙参。

大便出血，痔疮出血，白芍配大黄。

容易腹泻，白芍配白术，二白。

关节痛，白芍配桂枝。

还有怕风怕冷，白芍配防风。

老容易冒汗，白芍配龙骨、牡蛎。

老容易睡不着觉，白芍配柏子仁。

老容易愤怒，白芍配柴胡。

觉得吞咽不利索，白芍配枳壳。

枳壳号称破胸锤，气得义愤填膺，要捶胸顿足的，白芍加枳实。

所以张仲景《伤寒论》有一个枳实芍药散，真是太妙了，就说你气得义愤填膺，要捶胸顿足了，不要紧，平怒汤你搞不定，再加枳实就搞定了，因为枳实号称破胸锤。

所以气得义愤填膺了，火烧眉头了，白芍配枳实。记得和病人说，如果自身体质弱一点，吃下去会拉肚子，要么就会放屁。他一回去，果然既拉肚子又放屁，他说这个医生真厉害。

为什么呢？这义愤在胸中，被你降到腹中去了，降下去了。

赤芍

赤芍药通瘀血——散而泻，而小腹可利。

赤芍跟白芍不一样，白芍是补而收，赤芍是散而泻。

赤芍分为生赤芍、炒赤芍、酒赤芍，生赤芍清热凉血，治疗热毒疮痈，效果佳。

炒赤芍，可治疗陈年瘀血不通，如跌打后遗症、年老血脉不通。

酒赤芍，用酒制过的，可用于闭经、痛经，还可以止痛，它活血散瘀力量更强悍。

同样是芍药，白芍更偏重于调和肝脾，赤芍更偏重于破散肝瘀。

《医林改错》里，血府逐瘀汤用的就是赤芍，赤入心，胸乃是血府，胸中有瘀血。所以心肌梗死才用到它，还有通窍活血汤、少腹逐瘀汤，里面都使用赤芍，原因是这味药破血逐瘀，又能补血，不伤身体。

《药性解》讲到，赤芍除热明眼目。眼目肿热的，可以用它，因为赤者能泻肝家火，故暴赤眼洗之即愈，用赤芍煎水，加点薄荷或冰片，用来洗眼睛，眼睛就会好。

现在电脑一族的人非常多，他们发现，睡醒以后，眼珠子胀胀的，干涩，不要紧，用赤芍煮水洗眼。

《本草纲目》记载，赤芍通血脉，散恶血，逐贼血。

恶血跟贼血是什么？恶是在身体里为非作歹，贼是躲在身体里，像垃圾粉尘一样，藏污纳垢于拐弯抹角处，让身体难受。

不要紧，我们用四物汤，白芍换为赤芍。

前段日子，有一茶农，他嘴唇乌暗，老师立马跟他说："你是不是心中常觉有一种绞榨感，胸中憋闷感？"

他说："对啊，有的时候，干活太累的时候，张开这个胸都觉得难受。"

我说："你自己照镜子，吃几剂药后，你的嘴唇如果由乌暗变为淡红了，你就再过来，如果没变的话，我就无能为力了。"

结果，他吃了四逆散、四物汤，加二陈汤、小四二汤。二陈汤是调他的胃，腑气降了，胸气才会顺；四逆散是调他的胁肋；四物汤是调他的血。

他胁肋气闷，浊阴不降，瘀血在胸，表现出嘴唇乌暗。脾开窍于口，唇乃脾脏之色外现，所以用四物汤。

四物汤是厚德载物，厚土之方，可以活脾脏的气血，但白芍要用赤芍，白补赤泻嘛。他现在是瘀血乌暗的，果然，药吃完了，他又回来了，我看他嘴唇是淡了点，效不更方，继续服用，胸前绞痛感、榨痛感轻了好多。

赤芍利膀胱大小肠，治脏腑壅滞气，我一看到脏腑壅滞气呢，我就觉得赤芍这味药有戏了。现在人普遍偏壅，什么原因引起的？好吃好睡，加上久坐不动，身体就臃肿了。

所以在老师看来，现代人十人九壅，九个都壅堵，壅堵日久就容易长痤疮、痈疮、包块、肌瘤、囊肿、脂肪瘤、痔疮。

所以在这些治疗壅滞的汤方里头啊，加赤芍去壅滞，像四逆散，不加赤芍，它只能够散你无形之气聚，一加赤芍，可以散有形之血瘀。

有人说他胁肋好胀啊。

好，用四逆散，原方，一剂他就不胀了。

有人说："诶，我这个胁肋痛啊。"

我问："是不是像针扎那样？"

他说："对对。"

一看，唇舌黯淡，四逆散加赤芍30克，一吃下去，刺痛就消了。因为四逆散的柴胡、白芍、枳实、甘草，偏重于破气分之聚，加了赤芍，就可以活血分之瘀。

要问清楚，胁肋痛是胀痛还是刺痛，一般胀痛是气滞为患，只需要用四逆散，加一些瓜蒌、薤白，吃了会放屁的，或者枳壳、厚朴、陈皮、香附、木香，都可以，吃了之后，一放屁，胁肋就松了。

如果是陈年老积，或者跌打伤，或者带状疱疹后遗症，那么四逆散就要加红花、赤芍、桃仁、这些破血的，严重的还要加三棱、莪术、逐瘀。

《事林广记》记载，有一鼻中不断冒血如泉涌的病人，用赤芍，打粉为末，一次水服2钱匕。这个鼻衄血，就好了。

流鼻血，血热则冒昧，它会往上冲的，而赤芍能够清热凉血，血凉则不沸。

《沈氏良方》记载，有一个叫如神散，主治崩漏带下，效如神仙，是用赤芍、香附等分打成粉末，每次服用2钱，用盐水送服，温服，一天服两次，十剂见效。

这是非常轻的剂量，安全的药，王道无近功，就要用十天来治它，药也好配，就赤芍跟香附，赤芍能活血，香附能行气，气通血活，何患疾病不愈。

这个是通气活血的药，它不独止于治崩漏，这两味药就是通气活血汤，因为香附叫气病之总司，它是治气的"总司令"；赤芍叫血瘀之要药，它是治血瘀的重要中药，两个搭在一起，气血两路，通调。所以气滞血瘀，选它们两个。它们两味药就相当于逍遥散了。

像比如说，逍遥散要用那么多味药，能不能就用一两味药呢？

能，就香附配赤芍，把它们打成粉，平时来调服，那就是小逍遥散。

有一种肚子痛叫痢疾腹痛，痢疾是赤白夹杂，无湿不作痢，无气就不行湿，气行则湿行，气滞则湿停，痢疾古籍称为肠滞，所以痢无补法，通因通用。

只要是痢疾，都是要用通腑法。

要千方百计，将肚子里的积给清出去，邪去则正安。

血痢腹痛，方选芍药汤，用赤芍、黄柏、地榆各50克，打粉，每次用15克，煎服。赤芍活血，黄柏去湿热，地榆能够清大肠热毒凉血，它们三味药就能够通行肠道，令湿热无所黏滞。

所以这些滞下，赤芍就可以活通，为什么呢？因为赤芍通瘀血，痢疾黏在肠道上的那些瘀血，散而泻，它可以散泻开来，而小腹可利，小肚子里那些脏东西可它以清走排走。

某医学杂志记载，一位乳腺炎病人，急性发作，胸肋肿热难受，用赤芍3两，生甘草2两，3两的赤芍近100克，生甘草2两也有60克，煎水服下，发现第一剂下去，乳房肿热就退了，连续服用十剂，那些炎症包块全部消掉，按下去也不再痛了，效果非常好。

从此用这方子，连续试效四十例，大部分急性乳腺炎在两到四日内治愈，慢性乳腺炎大概要十日。

如果碰到有些妇人，说乳房胀热，像火山一样要爆了，红肿热痛，不要紧，就用生赤芍3两，生甘草2两，两味药就好了。

因为生甘草清热解毒，生赤芍可以活血化瘀、清热解毒，这个红、热就会退，两味药就代表两个法，活血化瘀跟清热解毒，那么红肿热痛就会退除，红热皆是热毒生，肿痛乃是血瘀堵，赤芍破血逐瘀去堵；甘草清热解毒疗热，能够败火。两个结合在一起，就是无名肿毒、红肿热痛的奇效良方。

不要学了这个方子，就只会治急性乳腺炎，十人九效，但是碰到一个牙齿发炎的，不知从何下手，此时你赶紧要背引经药啊。

牙乃阳明所在，阳明痛，用什么？用白芷，所以赤芍、甘草再加白芷20克，这个就治牙齿红肿热痛。

还有一个咽喉红肿热痛的，即扁桃体发炎，你说你不想用以前用过的，老是用那方法治好了病，没什么成就感，想换一种思路。

好，赤芍、甘草，再加桔梗30克，载药上行，把药载到咽喉去，这个乳蛾扁桃体发炎，水谷都吞不下的，一吃就好了。

还有淋巴结发炎，淋巴结属于少阳，少阳呢，就用小柴胡汤，好，就小柴胡汤加赤芍3两，因为小柴胡汤本身就有甘草，我们把它换成生甘草60克，两三剂药下去，这个脖子硬梆梆的就好了。

你们有没有感受，每次上火的时候，忘了喝水，或者比较拼命，或者熬夜以后，觉得这颈椎啊，脖子周围硬硬的，为什么？缺水，万物缺水则硬，得水则柔软，生气则硬梆梆，放松则松柔柔。

怎么办呢？好简单，就小柴胡汤加赤芍90克。有些人说他也用了小柴胡汤加赤芍。

我一问用了多少克？

加了赤芍10～30克。

皆是病重药轻，不能迅速见效，你就要多服几剂，一般赤芍要重用到60～90克，才显它这个将军之威。

所以赤芍为君，用小柴胡做臣使，用汤药、用名方、用经方来做引药，老师展现了这个布局思路给你们看了，所以将来你们碰到，只要人体的侧面，腹股沟也好，肋也好，脖子也好，肿胀，一摸下去热热的，一旋转又是硬硬的，小柴胡汤加赤芍90克，一下去它就松软了，因为赤芍可以通瘀血，散而泻，所以这个热毒炽盛，它可以散泻掉，小腹可利，小肚子胀胀的，也可以利。

所以不要看到芍药甘草汤就治急性乳腺炎，而不懂得举一反三，闻一知十，举一反三就是说不单是乳腺炎，通身上下红肿热痛的炎症，都可以用芍药甘草汤。

有些病人膝盖长痈疮，红肿热痛，叫鹤膝风，赤芍、甘草，再加川牛膝。

赤芍60克，甘草90克，川牛膝30克。

一下去，这膝盖的肿热，都可以退。

老师碰到一例庵背村的老婆子，她一侧的膝盖肿热，以前手指肿，脚肿，背肿的都多见，膝盖肿的，我是第一次见，一摸下去，滚热，烫手，所以有的时候中医要触诊。

好，你用手摸一下，滚烫的，热毒痈疮。

怎么办？仙方活命饮。

仙方活命饮里有赤芍。

“仙方活命金银花，防芷归陈草芍加”。有防风、白芷、赤芍，但是一般用仙方活命饮，用不出自信来，因为碰到痈疮，赤芍你只会用20克、15克、10克。痈疮初起，赤芍最少放50克，像这狼狗拦路了，你放一只小猫猫出去，有用吗？你要放大老虎出去，一吼，它们就走了。

赤芍用10克、5克呢，只治疗小胀痛、小刺痛，如果是大痈疮，赤芍就要用50克，重剂起沉疴。

所以名医到后面就是，药性、汤头、歌诀、脉法全部通了，所比的就是对药量剂量的拿捏。为什么你背仙方活命饮，他也背，他就用药如神，而你呢，只治病三年，便觉天下无方可用，那么多好方，怎么一方都不能用，就像打架的时候，十八般兵器用到尾了，这些兵器都不好用，不趁手。

仙方活命饮里重用赤芍50克，再加川牛膝，这个膝盖肿热，一剂下去热就退了。

冠心病心绞痛，号称真心痛，有些心痛放射到背部，心痛彻背，劳累的时候会加重。有一80岁心绞痛病人常心痛慌闷，心律不齐。

冠心病大都是本虚标实，这四个字大家要好好地去用它，本虚就是五脏元真不足，标实是经脉里有痰瘀挡道。邓老治疗心脏病有妙招，用人参、丹参，补其本虚；用温胆汤、二陈汤，去其标实。或者用四物汤，因为温胆汤、二陈汤偏重于祛痰，四物汤偏重于祛瘀，再加人参、丹参，补其气。这就是冠心病的治法，无出其右，临床上运用起来得心应手。

如果碰到阳虚，气力不够的，就加附子、黄芪。

碰到阴寒水湿重的，可以加小茴香、泽泻，泽泻利水，还有白术、茯苓，减轻心脏压力。

所以给这位病人就用四君子汤补其本虚，再加四物汤去其标实，配合瓜蒌、南星，祛痰瘀，加泽泻，活血化瘀，胸中闷痛就消去了，随访一年都没见发作。

现代研究发现，赤芍可扩张冠状动脉，防止心肌缺血。还可以保护肝脏，抗肿瘤，什么叫肿瘤？瘤者流之不通也，通而去之。

一般局部瘤结有瘀血，而且摸下去，局部是热的，赤芍刚好为肿瘤量身订造，堪称天造地设的一味绝世好药。

红肿热痛，你就找赤芍。

一般红热要找大黄、黄连、黄芩，肿痛呢，一般找鸡血藤、香附、归尾、川芎。

可是既红热又肿痛呢，就必须找赤芍。赤芍就是什么？“空中的障碍”它可以清，“地面的拦阻”它可以扫。

“空中的障碍”就是热跟火，赤芍性凉可以清，地面的障碍就是瘀跟堵，它可以破，散而泻嘛。

泻是什么？泻火；散是什么？散瘀。所以要记住，赤芍的本事，真的非同凡响，所以老师一见到有人说他气得牙齿咬得咯咯作响。有气有火，气得都已经肿包了，赤芍 50 克，一味药就好了。

四逆散加赤芍 50 克，就治疗肿热；加葛根 50 克，就治疗颈椎痛；加丹参 50 克，就治疗心律不齐；加杜仲 50 克，就治疗腰痛；加小茴香 30 克，就治疗腹痛；加桔梗 30 克，就治疗胸闷；加牛膝 30 克，就治疗膝关节痛。

像腹胀痛滞下，就四逆散加薤白 50 克，一剂药下去，就不断地放屁，腹胀就好了。

再看《得配本草》讲，赤芍配槟榔，可以治疗五淋，五脏六腑发热以后，尿淋漓不尽，槟榔可以下十二经之水，所以尿淋漓不尽可以用赤芍。

赤芍加香附，可以治疗一切气滞血瘀又化热。

赤芍配地黄，可以治疗阴虚火旺。

赤芍配白茅根，可以治疗血热妄行出血。

赤芍配小茴香、川芎，可以治疗痛经。

赤芍配三棱、莪术，可以治疗癥瘕腹痛包块。

赤芍配乳香、没药，可以治疗跌打损伤。

赤芍配金银花、天花粉，可以治疗热毒疮痈。

赤芍配夏枯草、菊花，可以治疗肝热目赤肿胀生翳膜。

第34讲

麦 冬

麦冬生脉以清心，上而止嗽。

麦冬，为百合科植物麦冬（沿阶草）的干燥块根。又叫麦门冬，它的根长长的，细细的，横生在土里，结着一粒一粒连在一起的，像连珠一样。麦冬，有些根上会结十二枚，有些会结十五枚，跟人体经脉不谋而合，代表十二经络跟任督冲脉，圆满十五的象。

所以麦冬有润经络之效，凡经络干涸了，均可用。

它不是简单的滋阴润肺，润咽喉，这经脉涩滞了，它也可以润。

老师讲一例案例，有一位老阿婆，口舌干燥，手关节弯不了。

然后我跟她讲，去买点麦冬、石斛来泡茶喝。

她就买来了，一次10～15克，再加一点点陈皮，放在锅里炖，因为滋阴偏腻，加点陈皮可以化。

麦冬、石斛、陈皮，三味药而已。

每天喝一盅下去，这个手伸不开的，就可以伸开了。她到处说曾医生太厉害了，跟她讲两味药呢，就把她的手治好了，之前手关节硬得摇扇都摇不了。因为人老了，就像树干一样，皮会变薄，津液会变少，关节会不利索，我就用麦冬、石斛。

如果病人舌苔白腻水滑，我就用生姜、肉桂。

如果病人舌头光绛少苔，舌尖红，我就用麦冬、石斛。

讲麦冬，老师绝对不会只讲它润喉咙，润舌头，润肺止咳。

麦冬生脉以清心，它可以清心清肺，可以润肺止咳，进而老师能讲到它润十二经络，润四肢关节，润五脏六腑，润五官七窍。

江西的金医生跟我讲，他治疗一例干涩性眼病，病人的眼睛一天要点掉一瓶眼药水，不点都没法走路，有的时候开着车都要点，离不开眼药水，一会儿不点眼一下就干了。

就给他用麦味地黄丸，吃了三盒就全好了。

早知道这么省事，把他眼药水的钱都省了，为什么呢？因为麦味地黄丸有麦冬、五味子，以子入眼珠子，五味子可以明眼目，麦冬可以润眼珠。

还有一例鼻子干燥症，病人每到一个地方，赶紧问水龙头在哪里？找水龙头洗鼻子，不然干燥得呼吸都痛。这是怎么回事儿？怎么办呢？

肺开窍于鼻，鼻干就是肺干，《黄帝内经》讲，心肺有病，鼻为之不利。所以润心的党参，润肺的麦冬，润五脏的五味子，五味子最补，即生脉饮，去买来喝，就不用再洗鼻子了，喝了一盒，好了一半，本来要洗两次，洗一次就够了；三盒喝完了，鼻子不再干燥了。

还有一例唇干症，是我在任之堂余老师那里碰到的。

有一病人隔段时间，他的唇就会像脱茧一样，脱一层皮出来，叫唇茧，干得很，像老茧一样，嘴唇干了，怎么润他的唇呢？

余老师开六君子汤健脾，再加生脉饮润心肺，这唇干就好了。

为何要润脾？因为脾开窍于口，脾主肌肉，嘴唇皮肤脱落，是肌肉病变。

为什么要润心肺？因为肺主皮毛，皮毛有问题了；因为心主血脉，血脉失去滋养，就这么简单。

以后碰到这种嘴唇干，喝水都不解渴，就用生脉饮加六君子汤，肯定见效。

还有一例耳干，耳朵干燥，嗡嗡作响，小赖有一个名方，用香附跟鳄龙蜘蛛两味药。对于爆发性的耳鸣耳聋，用之下去呢，无不应手取效。

香附是通气散的一味药，这种鳄龙蜘蛛又叫耳聋草，耳鸣耳聋就用它。

刚才讲到了，眼、耳、鼻、舌、嘴唇都可以润，五官七窍都可以润，那肛门能不能润？有些病人，他一拉大便，肛裂疼痛，非常难受。

有一个痔疮的病人，一拉大便就出血，都把自己流贫血了，所以疮疡不治必贫血。得了疮疡久治不愈，必定嘴唇会变白，变贫血了。

火麻仁、麻子仁丸，再加增液汤玄参、麦冬、生地，肺与大肠相表里，所以用麦冬润肺以润肠。

病人吃完药后再拉大便，就像滑出来的，不是拉出来的，一上厕所就滑下来了，痔疮再也不出血了，这嘴唇就红润回来了。

这个就是麦冬润五脏六腑之功，从肺一直润到大肠去，所以大便干燥，像石头板结那样，就用麦冬，主水润肺以润肠。

无论麦冬润何经何脉何脏何腑，它总以润心、肺、胃为主。润心呢，它可以治疗心律不齐，心律为什么不齐？像这车开着开着就开不动了，没油了，心“少油”了，所以炙甘草汤用麦冬、生地、火麻仁，它用麦冬润心肺，可以治疗心律不齐，麦冬配炙甘草、火麻仁。

大病以后干燥咳，用麦门冬汤。火逆上气，咽喉不利，止逆下气，用麦门冬汤。所以麦冬可以润这个肺燥。

老师最擅长治疗哪种人？天天对着手机电脑熬夜，熬伤阴液，咽干口燥，鼻子干，又干咳的，咳嗽有撕裂感，麦门冬汤，众方中无出其右，用之无不顺手，无往而不利也。

你某天觉得身体好干啊，好像要着火一样，不用等到上火再来吃泻火药，直接吃麦门冬汤，就滋润了。

麦门冬汤就是专门防上火方，让自己的津液充足。

好，再看《神农本草经》讲，麦冬主羸瘦短气。你看瘦人，几乎都容易有这种现象，那天有学生跟老师爬山，在后面像吴牛喘月，一直喘，不知道什么时候才是一个尽头。

他问："老师，为什么我老喘啊？"

我说："因为你老了，才喘，你已经老了，不年轻了，肾不纳气了，津液不够了，车子没油，爬不动了，秋后的蚱蜢呢，时令节气到了，阳光少了，跳不起来了，寒蝉已经凄切了，没有在树上夏天那么烈了。不要紧，因为你比较瘦，瘦人多火，瘦人多阴虚，不怕瘦，就怕没精神，吃生脉饮，吃个几瓶下去呢，走路就能蹦跶蹦跶地跳，生脉饮治疗这个虚，羸弱短气。"

但老师有个建议，尽量自己熬，买无硫的党参，加上等的麦冬，跟饱满红润的五味子，自己熬。

《神农本草经》讲，麦冬主胃络脉绝，说白了就是胃癌，现代研究麦冬在胃癌、鼻咽癌的治疗中作用广泛。

放、化疗以后津液大伤，不要紧，用麦门冬汤可以治疗胃癌。有一种病叫胃癌前期，即萎缩性胃炎，糜烂、溃烂这个好治，像这个肌肉，你随便把它打伤了它也会再长，但是有一种肌肉很难治，就是萎缩的肌肉，像年老干枯了，这个特难治，一萎缩，后面就是癌前病变，所以萎缩性胃炎，接下来它那脚再踏一步去，就是癌症了。不要紧，长期服麦门冬汤试试，麦门冬汤凭什么说它可以治胃癌、胃瘫？

因为《神农本草经》讲到，胃络脉绝，胃络脉已经绝了，动不了了，麦门冬汤可以唤醒胃脉，因为胃为水谷之大海，麦门冬汤就专门降甘露的，所以老师称麦门冬汤为行云布雨，降甘露之名方，号称甘露妙方。

那么胃脉络绝呢，这个络脉绝了，就像地干枯干裂了，像这胃都干裂了。麦门冬汤就是甘露，是可以恢复胃瘫的。

有些病人长期瘫倒在床上，肠胃蠕动功能差，就给他熬麦门冬汤，记住加点新会陈皮进去，马上复位的。

大家都知道，有这个复脉汤，这心律不齐，炙甘草汤一吃下去，就镇住了。可是有些是胃瘫了，我们就要用复胃汤，这个炙甘草汤是恢复他血脉的汤，我们还要复胃汤。

老师今天讲的复胃汤，就可以治疗这些胃干燥症，胃癌黏膜干燥。

老师碰到一80岁老人，天天抓小腿和脚，抓得全都是血痕，像干燥的大地一样，裂开来了，他说晚上不抓一个小时，他没法睡觉的。

好，损其脾者，饮食不为肌肤，你的脾胃津液不够了，肌肤就会干燥，这是《难经》上进的，所以我治皮肤，就要治肌肉，肌肉要治什么？治阳明，治阳明要治什么？治胃。所以还是要持中州，可以灌四维，四维就是外面，中州就是中间，所以我们用麦门冬汤持中州，再加小建中汤，小建中汤偏重于健运脾阳，麦门冬汤偏重于运化胃阴。脾宜升则健，用小建中汤，它就会升起来，升起来得要有源啊，胃宜降则和，麦门冬汤就是给它“能源”的，小建中汤你看它用麦门冬汤把这些能源打出去，完成肌肤滋润的效果。

一剂药下去当天晚上就不瘙痒了，前后高兴地吃了十剂药。

麦门冬汤跟小建中汤，你知道多好喝吗？甘甜的啊，甘甜益力生肌肉。

所以他肌肉萎缩，就好过来了。

这个经验呢，治疗干燥性皮肤病，特别是中老年人，屡用屡效。

《名医别录》讲，麦冬主燥渴。

糖尿病燥渴，咽干口燥，玄参、麦冬、甘草、桔梗，各10～20克。咽喉呢，像要着火一样，每天火烫火烫的，东西吃不下，很干渴，又灌不下，所以那种感觉出来了，很干渴，很饥饿，但是东西又吃不下，玄麦甘桔汤，效果非常棒，主治这个燥渴。

麦冬又可以治疗身重目黄，即身体疲劳，目珠发黄。

黄褐斑，目珠黄，身体困重，就用麦门冬汤，它不单治上火，它还可以疗目黄。

哎呀，曾老师，你说麦门冬汤疗火逆上气，咽喉不利，麦门冬汤才主之，你现在目珠黄，怎么也用麦门冬汤，经典没有……

一看目珠黄了，我就知道呢，白睛变黄，火逆上气嘛。火逆上气可以出现咽喉不利，可以出现鼻干燥，也可以出现目珠发黄，用麦门冬汤。

我们再看麦门冬，久服令人肥健，美颜色有子，令人肥健是什么？增肥增胖啊，所以麦味地黄丸或者麦味六君子汤，增肥的，瘦人宜常服。

美颜色，所以这个麦味地黄丸、麦门冬汤，可以美容，是美容方。

有子是什么？生殖方，所以温经汤是令人有子的汤方，你们要记住，现在城市里焦虑人群，生殖又不好的，要多服麦门冬汤，五子麦门冬汤，为什么？令人有子，它用于焦虑人群，效果就非常好。

《日华子本草》讲，麦门冬汤主热狂头痛，能安魂定魄，主五劳七伤。

那天我听到一位病人说："我这头痛呢，五年了都没治好，我的女儿学医都没办法治好我的头痛。"我说："你是不是很操心，一操心头就痛？"他说："对。"我说："这个还不能帮你治头。"他说："那治什么？"我说："帮你治心，不操心就不痛了。"

好，麦门冬汤、生脉饮、四逆散，合方治疑难。

他回去吃了药，现在头痛好了大半了。

《药性赋》讲到，麦门冬呢，第一，退肺中隐伏之火，这个肺火，老燥咳，第二，生肺中不足之津，这个肺气不足，讲话呢，老觉得后续没力。

怎么办？用麦冬配牛膝，让人有后劲，膝盖都有力的。

第三，止烦躁，阴得其养。止住烦躁，那么肺阴就得到滋养了。

第四，补虚劳，热不能侵。比如说，夏天你觉得太热了，好像热毒热邪呢，穿透你的身体，让你受不了，不要紧，开几罐生脉饮喝喝，或者熬麦门冬汤，一喝下去，肌肤筋骨就固密了，不燥渴了，不怕热了。

怕冷了，就要吃附子汤、真武汤，怕热的就要吃麦门冬汤。阴虚则热，阳虚则寒，所以怕寒、怕凉、怕冷，用理中汤、桂附地黄丸、温经汤，男用附子理中汤，女用温经汤，服用下去，立马冷不侵，虽然天冷，但它不能侵犯到你。

怕热呢，就喝麦门冬汤、生脉饮，虽然天气燥热，但你不觉得难受。为什么同样都是夏暑，有人就吴牛喘月，难受得很，什么事情都干不了；有人呢，天气越热，他越有活力，精气神饱满。人津液充足的时候，是不怕晒的，像禾田里的稻谷，只要让禾田养足阴分，越晒越丰收，所以素来就有这种说法，天气不热，不产粮食，但天气热了，底下已经干枯，也不产粮食。

所以呢，粮食也是阴阳调和的产物，我们经常讲要风调雨顺，风是什么？上面走的是阳，雨呢，下面走的是阴，风往上面吹的，雨往下面降的，所以风调雨顺就是阴阳调和。

像庄稼，它要暴晒，也要下面有这些水，他就丰收了。暴晒就是桂枝汤，水就是麦门冬汤。

《景岳全书》记载，麦冬清胸膈之烦渴。

所以糖尿病老觉得喝水不解渴，还有慢性咽炎，用麦冬、石斛泡茶，加点陈皮，效果杠杠的。

解火炎之呕吐，就是吃煎炸烧烤或者喝酒以后呕吐，麦门冬汤，一喝下去就平了。

退血燥之虚热，更年期综合征，水浅了这鱼就跳，血少了人就燥。

有一位老师，晚上翻来覆去睡不着。问怎么办？

我让他去抓一剂清补凉，保证一喝就好。

加点麦冬、百合、沙参、玉竹，有些人需要贵一点，还可以配一点点石斛，再给你放点山药、大枣，那清补凉，夏天的时候，就一周熬一次，喝下去，一周的疲劳，喝完一次就恢复了，又可以干一周，这就是清补凉，里面就有麦冬。

她拿去熬了一锅，喝了，当天晚上就不燥了，一周都没事。更年期综合征都困死她了，到处找医生，想不到路上我们碰到了，两句话就解决了。

麦冬补上焦之津液。

上焦就是心肺，像池塘一缺水哪里先干？肯定是塘的边缘先干，它不是塘底先干的，塘底永远是最慢干的。

所以人一旦缺乏津液以后，首先就是咽干口燥，嘴唇呢，干干的，但是水你又喝不进，为什么？因为运化不了，这时呢，熬麦冬，或者泡麦冬茶，麦冬加点绿茶下去，一泡，就喝得进。所以这就是茶饮良方。

麦冬能益精滋阴，它有益于精子的生成，滋润阴液。妇女最怕的疾病，如宫颈癌、卵巢早衰。

如何让卵巢和子宫保持有活力呢？温经汤，所以妇女呢，一年起码要吃三到五次温经汤，经水得到温暖流通了，这个暖流经过，小肚子暖洋洋的生灵就会很足，男性生子旺盛，女性怀子坚强，所以千炼万炼，就丹田一股元气。

你发现你最近老跟周围人冲突，怎么办？加水，增液，用麦门冬，麦味地黄丸一吃下去，本来要发火的不发火了，放过他人，就是最好的放过自己。

所以人津液饱满的时候，是不会生气的，不会去计较的，那些计较的，都是津液亏少的。

《济生方》记载，衄血，即鼻子老流血，用麦冬生地饮，麦冬、生地各1两，水煎服，治衄血不止。

所以鼻子莫名其妙，老涌出血来，麦冬、生地各1两，煮水一次就好。

人发热以后呢，经常会大便不通，高热一次，大便两三天都不来，不要紧，玄参、麦冬、生地，各1钱到8两，煮水，慢慢地一点一点地千口一杯饮润它，不可以暴饮，暴饮了它就变成尿了，比如下大暴雨以后，江河流得好快，土地一挖开来，还是干的。下鹅毛细雨的时候呢，江河流得不快，但是地一挖开来，里面全湿了。

所以喝水记住要慢饮，慢饮就是润大便，润五脏六腑，快饮就是利膀胱。

我们再看肺痿，肺都瘪下来了，痿弱了，肺枯燥了。

肺痿要治什么？要治胃。金出现问题，要治土。

所以用麦门冬汤培土治胃痈，胃痈好了以后呢，肺痈就好了，肺痿又叫肺痈。

肺枯干了，病人因为肺痿，全身水肿，咳吐浊唾涎沫。是因为肺主通调水道，肺干枯通调水道功能失调，而导致全身水肿。

怎么办？医生给他用麦门冬汤，吃了十剂，水肿就退掉了。遵循岳美中老先生讲的，慢性病要有方有守，急性病要有胆有识，治疗急性病要用胆识，治疗慢性病要用智慧、耐性，要打持久战。

原方呢，再服十剂，发现大好，不再咳嗽了，服了一个月，水肿全退，唾沫都不吐了，从此知道麦门冬汤真乃治疗肺枯燥的第一名方。

看《得配本草》，麦冬如何配伍。

麦冬配乌梅，治疗腹泻又口渴。

麦冬配水牛角、王不留行、路路通，可以治疗乳汁不通。

麦冬配桔梗，可以治疗咽喉不利。

麦冬配荷叶，可以治疗血脂高。

古籍没有讲血脂高，老师为什么敢讲血脂高？因为古籍讲，麦冬得荷叶，大有清胆腑之粗燥气之妙，胆腑粗燥气，那不就是胆红素偏高，胆囊壁毛糙，血脂高吗？胆腑之浊气，用麦冬配荷叶可以清。

麦冬配生地、阿胶，可以润经血，就是让子宫温暖，经血通畅，没有宫寒血块。

所以月经有瘀血块，用温经汤。

麦冬配生地、川贝，可以治疗吐血、衄血。

麦冬配石膏、桑叶，可以清燥救肺，肺和鼻子干裂都可以治。

麦冬跟天冬等分加蜂蜜熬成膏，叫二冬膏，专门治疗皮肤干燥、开裂，燥咳。

麦冬配沙参，专门治声音沙哑。所以有些病人说他声音沙哑半年了。不要急，麦冬、沙参，煎水，加点芳香的陈皮。老师用阴药，往往会再加一点行气的药。

为什么呢？阴得阳则能行，阳得阴则能润，你看麦冬跟沙参，都是阴药，养阴育阴的。陈皮呢，是气药，行药，辛散的，陈皮可以让白云朝顶上，麦冬沙参可以让甘露洒须弥，所以我开的所有汤方都是有阴阳的。

大便干燥，麦冬要配玄参、生地。

再一个温热病。

用麦冬配竹叶心，叫清营汤。这小孩子就要发热了，或者身体高热不退，买点麦冬，加竹叶心，7～11根都好，放下去，煮水加点冰糖，一喝热就退了，麦冬得竹叶心，大有清血分之热，退高热之妙。

第35讲

天　冬

天冬消痰而润肺，下走肾经。

天冬是百合科植物天门冬的根块，是《神农本草经》的上品，它除了润肺养阴外，它还可以祛痰，补肾。

重要的是它还可以美肤养颜。

明朝的《普济方》记载了一个神仙服天冬法。

用天冬跟熟地服食。

服至十日，身轻目明，这身体很清爽，能跳起来。身体好不好，看早上从床上一起来，是不是想鲤鱼打挺，如果懒洋洋爬起来，觉得很累，说明你身体已经差了；像弹簧一样，自动要弹起来，反正睡足了，精气神饱满，就是想读书，想练武，有这个冲动，这个叫身轻目明，这是第一层境界。服至十日，就可以感受到视力恢复了，身体轻健了。

二十日，可愈百病，颜色如花。就是服二十日的时候，皮肤就非常好了。

三十日发白转黑，齿落更生。服三十日，发白变黑，齿落更生，就是肾气开始满了。

二十日的时候，颜色如花，是肺气开始足了，肺气足了，金能生水；三十日肾气就足了，水能生木，四十日肝气足，形如奔马。

天冬跟麦冬，功能相似，都能滋阴润肺，但麦冬偏于育胃阴，降心火；天冬，更能滋肾阴，去痰浊，两者相互配伍使用，人称二冬。二冬就是金生水，为什么叫冬？冬在节令里是水，肾水，肾水从肺金而来，你看一呼一吸，上面一喝呢，它就封藏到下面去了。

所以我们好多时候，补肾老补不好，加麦冬、天冬，加六味地黄丸，补肾功效就很强大。

如果觉得肾精消耗得很大，可能是因为肺很燥，弄点百合、麦冬来，把肺燥润一润，这腰板就有力了。

去年我们碰到一位老爷子，每天晚上焦渴，腰酸得不得了，他吃一切补肾药都没效。

老师让他买清补凉，百合、沙参、麦冬、五味子、山药，这些色白的药，都是润肺的，降金的。

他吃了一周过后，干渴腰酸就好了。

天麦二冬，自古就被当成强壮剂，它们能止咳除疲劳，强健呼吸器官，可以增强呼吸功能的。

呼吸深沉有力，身体差不到哪儿去，呼吸肤浅没劲，身体好不到哪去。

天冬呢，可以消除疲劳，增强精力，补肾养阴，一般用于阴虚肺燥，治疗燥咳，干燥症。上次小武过来说，他对治疗皮肤干燥症很有信心。

皮肤属于哪个脏腑管？肺，有位皮肤干燥的病人，找到小武，他一想到中医辨证体系，肺主皮毛，肺能够朝百脉，有哪样东西可以直接补肺阴？百合嘛，百合它就把肺金给补起来，重用50克、70克都可以，因为要把这皮肤给润养了。

百合就像天上下雨。假如地面干燥，第一招天上下雨，第二招叫什么？要凿井取泉，凿开这个井呢，取泉水。天干物燥的时候，你发现，怎么办？只好凿井取泉。用哪个可以专门生出肾水来？生地，可以生出肾水来。

所以呢，上焦用百合，下焦用生地，这叫什么汤呢？百合地黄汤，专门治疗妇女脏燥，脏腑枯竭干燥，皮肤干燥，毛发枯焦，嘴唇干涸，眼干鼻干，手脚干。就任何的干燥，都要滋肺肾，肺就是天，肾就是地，天要降雨，地要涌泉，那么干燥就会消去。

所以切脉切到肺脉亢盛的，就用百合、麦冬、天冬、枇杷叶、五味子，酸敛滋阴，如果切到肾脉没有力的，用生地、熟地、玄参、肉苁蓉。

这是一个金水相生，心肾交泰，肺朝百脉，江河涌动的配伍。一切的干燥枯竭病，就好了。

当时我在风湿科轮科的时候，有一得了皮肌炎合并硬皮病的病人，太恐怖了，人就像机器一样，全身皮肤绷硬， 好像水泥板，没有生机。当时我就体会到了《道德经》讲的“万物生也柔和，其死也坚强”。

我就看我的老师怎么下手开方。

他说，南方多阴虚，多燥，多湿热。顺手就开了一贯煎，里面还加了百合、知母。为什么加百合、知母？

降肺生水。降金生水，肺主皮毛。

我持续观察了这病人，住院十五天，端碗拿东西都是很僵硬的，像个机器人。

半个月以后呢，可以拧毛巾了，这手关节变柔软了。

皮肤干燥症可以治，那消渴行吗？里面脏腑干燥行吗？那焦虑能行吗？那缺水可不可以治？那有多少病是缺水的，又缺气的，叫气阴两伤，加黄芪、党参就可以了。

如果湿热重的话，再加四妙散，应手而愈。

比如说有些妇女很喜欢到美容院去补水，不然面部很容易干燥，用四物汤，四物汤补血为主，血一般润血管跟肌肉的，如果要润到皮肤来，就需要津液，所以四物汤还要加什么？ 加生脉饮，再加点天冬，它就可以润皮肤。四物汤大都是润肝肾，生脉饮润心肺，天冬能降金生水，它们一下子五脏皆润，面部就不干了。

在秋冬天，可以深切地体会用润燥药的好处，老师告诉你们怎么去用好药典乃至中药学上的药。用你的身去体会这个季节，如果你看到周围草木都枯黄了，就要多用些润药；如果你看到周围绿意葱葱，雨湿很重，那四妙散、清暑益气汤等清暑热暑湿的这些要多用了。

《神农本草经》讲，天冬能强骨髓，杀三虫，去伏尸。

小孩子嗜食煤炭、草木灰之类的异物，可以用保和丸加点天冬试试。

天冬、麦冬都可以润心肺，燥止则神定，如同天干地燥，人都要气炸了，来一场雨以后，非常欢喜，就能睡个好觉。

天冬是通过降金生水，叫投金于水，而达到安眠安神之效。

以前我看一本医书，里面讲到一个治疗小儿怪叫的病，夜间怪叫，就用蝉蜕配天冬，一吃就好。

蝉蜕治疗夜间叫，这个好理解啊，因为蝉白天叫得最亮，晚上一声不吭，符合天地之道，而且它可以退翳明目，它是中空的，它可以清胸中烦热。

但是用天冬什么道理？当时解不通，现在看《神农本草经》通了，杀三虫，去伏尸，就是干燥到身不由己的时候，用天冬。

所以妇人为什么更年期特别燥，看一切都不顺眼，因为体液不足，那怎么办？用点枣仁，加强心脏的修炼，再用点天冬、百合，去润燥。

《名医别录》讲，天冬可以益气力，养肌肤，利小便。

为什么呢？肺为水之上源，降金生水呢，小便就通利。所以尿道炎也可以用天冬。天冬增液以后，可以冲刷尿道。

有的时候，老是用利尿药车前子，怎么吃下去尿道炎还不退，赶紧加点天冬、麦冬、枇杷叶，降金生水，从高空往下冲，说白了，就像你老用这个一两勺水去冲厕所，冲不下，你就搞一桶水，举到一定高度，一冲就冲掉了。所以为什么冲厕所的压力比较高，你一按那按钮，水就冲下去了，你试试搞个水平一样的，水平不流啊，它没有势能的，那脏垢就冲不去。

所以天冬是居高临下的，以天界的姿态，从高屋建瓴往下冲。所以张锡纯有个建瓴汤治疗高血压。

尿道炎用天冬。天冬利小便，你不要认为，天冬是滋阴的，它不是利小便的。

《本草经疏》记载，天冬除肺肾虚热之要药也。

肺肾亏虚后发热，像现在肺热的，经常在电脑旁一“烤”，肺就热了，一熬夜，肾就虚了，所以熬夜的麦味地黄丸、八仙长寿丸，可以用。

《本草崇原》讲，它体质多脂，就是多津液，生高山，上通于天，故有天冬之名。

天一生水，就说它可以生肾水，故名天门冬。

天者，它能够清肃，所以天清地宁；水呢，水能够澄澈，可以涤污垢，所以天冬涤污垢，有清肃沉静之效。

所以身体某些部位出现污垢了，如眼黄、目黄、口干苦、口臭这些黄浊，适当加点天冬，涤污垢。天冬能涤污垢，这是《本草乘雅》上的记载。

像胆囊壁毛糙，不就胆垢吗？尿道炎不就尿垢吗？咽喉炎，声音嘶哑，不就食道声带的垢吗？血管堵塞不就血垢吗？像久泡茶后，杯底有茶垢，就一个垢字，天冬浣垢。

《日华子本草》讲，天冬能够润五脏，通六腑，能够补五劳七伤，对皮肤是非常好的。

《药类法象》讲，天冬能保肺气，天冬加黄芪、人参的话，专门治疗上喘气促，上喘是指肺喘，上楼梯的时候喘，走平路没事，一上坡就喘。天冬加人参、黄芪，那叫什么？叫息喘汤，能够平喘。

《药性赋》讲，天冬其用有二，保肺气，不被热扰，定喘促，能得康宁。哪种类型的人肺气最容易被热邪所扰？第一，居住在南方的人，所以南方清补凉很盛行。第二，打铁匠、电焊工，还有厨师，因为他们经常跟火打交道，这叫三大火行业。

我为什么问你的职业、在哪里工作，你在哪个方位，做什么的，你别以为这个是客套，这个就是高手过招，不知不觉间就完成诊断。

"我在深圳，南方火的地方""我干的就是厨师"。好，"你是不是咽干口燥，早上起来容易干渴，口苦口臭的？""对对对。"

可以不用讲了，四逆散加生脉饮，也可以加点百合、生地、天冬。吃了以后，早上的干苦感全没了。

为什么呢？因为他的职业跟他的方位，就决定了这个燥，所以天冬它有保肺气不被热扰之效，保住肺气，不被热邪来干扰，定喘促能得康宁，可以将喘平定，得到这个健康跟安宁。

《药笼小品》记载，天冬补水与地黄皆为补北济南之品。

什么叫补北济南？就是心肾交泰，北方为肾水，南方为心火，火大了，把北方补足，而且它不是直接补北，是降金生水，水再去调润心火，比如说人工降雨以后，水库水满了，然后水再调配去滋润这个干燥，叫补北济南。

天冬配地黄，有补北济南之效，再加百合，降金生水，那功效非同小可。

五脏六腑任何部位干燥，就这三味药，叫脏焦干三药。

百合、地黄跟天冬，要记好，再加沙参、麦冬，就叫脏腑焦干五药。

《本草新编》讲天冬消烦除热，止嗽定咳尤善，止血消肺痈有神。这肺里的痈疮痈脓，天冬治它有如神助，所以咳脓痰带血的，可用天冬。你看这个条文怎么讲，天冬消痰而润肺，下走肾经。

消痰就是肺痈可以用天冬。

所以用千金苇茎汤的时候，记得要加点天冬进去，桃仁、薏仁、冬瓜仁，加上苇茎，苇茎就是芦根，再加天冬，就可以去脓痰带血，这就是止血消肺痈如神。

天冬性寒凉，带酸润，它能利大肠。所以大便溏泻的，要少吃，就是天已经下雨了，就不要再增水了。

《本草蒙筌》上有一个定息喘促的神方，天冬配人参、黄芪煎服，叫息喘汤，加点生姜或者蜜熬成膏，效果更好。

有个天地人三才汤，天是什么？天冬，地呢？地黄，人呢？人参。天地人三才，上中下三焦都可以润，这个方子是非常厉害的，熬膏的话，秋冬天服，真是冬季进补，来年打虎。

它能降金生水，什么叫做治病？顺其节令去调，秋冬养阴，春夏养阳，那就是治病。

老师再讲一个案例，我给珍仔围村一位老阿婆治病，她是膝关节不利，已经换了好几家医院都没办法根治，当时正是夏天，三伏前。

我说："我这里有半包姜片，你每天含 3 片。"

"吃这个就能治病吗？"

我说："不能治病，你当零食吃吧。"

才吃完半包，关节僵硬、疼痛感全部好。

理论是什么？春夏养阳。

夏吃姜胜参汤，早吃姜赢参汤。

《医学衷中参西录》讲，天冬能通利二便，流通血脉，畅达经络，虽为滋阴妙品，实兼补益气分，它滋阴还可以补益气分，所以黄芪、人参跟天冬一起，是气阴并补的。

看临床应用。

有一皮肤皲裂的病人，皮肤像大地干裂一样，《医学正传》记载，就熬天门冬膏，用天冬加蜜去熬，炼成膏，空心后再加点温酒去调服，每天服用一两勺，吃了一段时间，皮肤皲裂症全部好了。

张锡纯的医案：久咳不愈。

崔某，老是干咳，百药不效，然后看到《医学衷中参西录》上面药物解，知道天冬含有人参的性味，外刚内柔，汁浆浓润。他服用天冬，每次服用 2 钱，一日两次，不单觉得咳嗽痊愈，还神清气爽，气力倍增，远行不倦，皮肤润泽，面上瘢迹全消，这个就是遥治。

张锡纯写了《医学衷中参西录》，解了天冬，这本书被病人看到了，病人自己久咳百治乏效以后，看到这个经验，就开始学习服天冬法，服完以后，不单病好了，从此后走路还不知疲倦，皮肤润泽了，瘢迹全消。

又有一病人，20 岁的时候，得了功能性子宫出血，前后持续七年，几次刮宫输血，各种治疗，都没治好，痛苦地要死，长期出血，将她折腾得面黄肌瘦，水肿乏力，等到她 30 多岁的时候，她的爱人从外地给她买回来一把草根，说是偏方验方。

煎煮完吃了以后，三个小时漏血就止了。

这是什么草根呢？拿去检验，居然是天冬的草根，然后就找这个天冬的草根来服食，将多年的病治好了。

方法就是生天冬，5 钱到 1 两，如果是新鲜的天冬，可以用到 2 两到 3 两，砂锅水煎加红糖，记住一定要用砂锅，不可以用铁器，为什么？你们想一下。

因为砂锅，它土能固，铁呢就能破，所以对于老是流血出血的人，这些粥最好都是用砂锅煮的，对于虚的人，它能固。

三大封髓丹出自《卫生宝鉴》，在封髓丹的基础上，即黄柏、砂仁、甘草加天冬、熟地、人参天地人三味药，加强上、中、下三焦滋补功。

蒲辅周老先生称此汤方能增益津液，补土伏火。杜少辉教授用它来治疗老年人气阴两虚，虚火上亢。

有些人用生脉饮，发现其对于上、中焦的气阴两虚，虚火上亢，效果好。

可如果三焦亏虚火上亢呢，生脉饮效果就没有三才封髓丹好，就是偶尔讲话多疲劳了，可以用生脉饮，可是老熬夜的，要三才封髓丹才行，记住，气阴两虚，用生脉饮怎么生不起来，改用封髓丹吧，因为它从骨髓里生气。

有一糖尿病十年的病人，一个月以来，出现舌麻，不知道味道，舌苔脱落干燥，发热滚烫，非常难受。就是吃什么，舌头里头好像都没有什么味道。

一切脉呢，尺脉比较弱，是精髓封不起来，就可以用封髓丹。

天冬、熟地、生地、黄柏、甘草、党参、砂仁。

这是三才封髓丹，方中生熟地联用，封髓丹三味药，即黄柏、砂仁、甘草。治疗虚火上亢，非常好。

三才就是天冬、地黄跟人参。

水煎服，每天一剂，连服三剂，舌上竟然长苔了，大家以后看到有人舌苔舌质裂出来的，为什么裂呢？精髓不够了，它才裂，所以用三才封髓丹，精髓一足，它就愈合了。

万物燥则破绽有声，润泽密合无间。

你看，一个人他很滋润，精气神很饱满，他不会跟任何人计较的。一旦干燥了，津枯了，熬夜了，透支了，他人呢，一点就炸，这问题就大了。

所以要记住，如果你很容易被激惹，不是别人无耻，而是你精血津液呢，已经接近干涸了。

所以糖尿病病人，好容易受到激惹，别人一碰他就炸，发现服完十剂以后，笑容满面，如沐春风。

现代研究，天冬可以减少动脉粥样硬化跟肿瘤发生的，可以消除超氧自由基的作用，就是身体氧化过度了，它可以还原，但是还原程度强大与否，必须综合配合的。

不能说天冬它就能够返老还童，你吃了不能返老还童，它就不行。必须要在饮食起居、劳逸各方面平衡好，然后它就可以助。

《得配本草》讲，天冬配紫菀、饴糖可以治疗肺痿咳嗽。

天冬配乌药，可以治疗小肠偏坠。

天冬配川贝，可以止吐血。

天冬配天花粉，可以治疗痰热结胸。

天冬配人参，能定喘补虚。

天冬配玄参，可以治疗口疮。

天冬配熟地，能够治疗肾虚腰酸。

天冬配麦冬，叫二冬膏，可以治疗咳嗽痰少而黏，甚至肺燥带血，叫燥咳。干燥无痰，咳声清脆，可以用二冬膏。

湿痰咳嗽就要用六君子汤、二陈汤。

所以二冬膏跟二陈汤是这样用的，不要见到痰就想着消痰，所谓见痰不治痰，见血不治血，明得此中趣，方为医中杰。

要成为医中的人杰，见到痰就不要想到什么样的药能够消痰，要辨证论治。

半夏、天南星，病人一吃，口吐鲜血，旧病未已，新病复起。

为什么呢？因为是燥咳，要赶紧用沙参、麦冬、天冬，一吃就好了。

所以不可以弄反，本来雪中送炭的好事，你来个火上浇油就完了。

天冬配人参、生地，三焦消渴可愈。

这就是三才封髓丹，所以有些病人，口干、胃干、肾阴不足，用生脉饮还不行，生脉饮只能生中、上二焦的津液为主，不能补下焦的津液，因为它没有地黄。

治疗肠燥便秘，天冬要配合玄参，增液行舟；也可以配合增液汤，治疗这个阴虚火旺的潮热遗精，就是遗精以后很潮热的，天冬配黄柏。

第36讲

地骨皮

地骨皮治夜热之劳蒸。

地骨皮，是《神农本草经》的上品，是枸杞的干燥根皮。枸杞子叫红果，能壮阳益肾，补肾添精；地骨皮能导阳气往下行。

地骨皮可以凉血除蒸，治疗夜热劳蒸。

人气势恢宏叫蒸蒸日上，人非常烦躁叫夜热劳蒸。

所以同样都是一股能量，但阴阳调和的呢，就叫正能量，叫气运；阴阳不调和的叫负能量，叫背运。

所以中医怎么办呢？调阴阳。

地骨皮能够滋阴，它可以除蒸退热，有哪种发热是骨头里蒸蒸发热？

更年期妇女阴血少，天癸竭，地道不通，那不就是骨髓汁里头干了吗？

一干它就燥，所以叫干燥，一干就燥，一点就着。

所以有些人鞭炮性子，一点就着。用沙参、麦冬、天冬，再加地骨皮，马上就心平气和，没那么容易燥了。

有一妇人，她晚上翻来覆去，非常燥，每天晚上要起来三次。

我看她舌尖红，记住啊，舌尖红的，是孤火上炎，所以有以下的说法。

心无水则孤火上炎，肾无火则寒水下凝。

这心脏没有水，缺肾水的滋润，就会孤火上炎，脑子就静不下来，开始烦了，记忆力也开始减退，所以越烦人呢，越不耐烦，越没有记性。这叫心无水则孤火上炎。

肾无火则寒水下凝，寒水是寒凉的水，比如说有位妇人，月经都是血块，肾无火，肾阳不足了，血都是块状的，阳气一足呢，它就流通了，阳气一不足，它就冰凝了，叫寒凝血瘀。

这妇人翻来覆去睡不着，一晚要起来好几次，我给她用桑白皮、地骨皮、百合、知母、地黄、沙参，再加健脾的陈皮、砂仁。

三剂药，晚上睡觉再也不用起夜了，一觉到天亮。

更年期阴血虚，所以要补；骨蒸燥热，所以要清；人容易烦呢，所以要凉。地骨皮就是清补凉。

人只要稍微有点点忘事儿，就是阴液减少。已经明显要忘，要拿笔记本记的，就说明阴液已经少了；接下来呢，就是眼睛容易干涩疲劳了，阴液已经非常少了。

你开始记忆减退，开始眼中干涩，开始牙痛觉得没什么胃口，不要等它火了，爆个脓包出来才下手，老师教你一招，百试百验。

地骨皮煮水，然后用这个水来熬粥。

为什么？地骨皮补肾，白粥最上面的粥层，它是什么？是肺，色白嘛，降金生水，白粥的米又是香的，可以健脾，它的汁是黏的，可以滋肾。再加地骨皮下去，它就可以解焦虑，除烦躁。

阴虚火旺牙齿痛，已经到第三层了，第一层就是转头即忘，说明阴液少；第二层是视物干涩，阴液又少；牙齿痛已经是第三层了。

当时老师碰到凤阳传承古方，牙齿痛效果极良，堪称治阴虚火旺牙痛，十愈八九。

有一病人，牙齿痛不可忍，翻来覆去，睡不着觉。

骨碎补50克，地骨皮20克，白芷20克。一下去这牙齿痛就止住了。牙齿痛，就用白芷，阳明牙痛速止。

骨碎补，碎骨可补；它可以补肾活血止痛，就是断骨之痛呢，腰椎间盘压迫之痛，它都可以治，你想一下，骨头痛比牙痛痛的程度更厉害，一味药物骨头痛都可以治，那牙齿痛当然可以轻松治了。

中药里骨碎补碎骨可补；川续断，筋断可续，这两味药一结合，加到四物汤，太妙了。

有人用桃红四物汤加骨碎补、续断，治好了一例骨伤的病人，其原来痛得彻夜难耐，一剂药就不痛了。

大脑皮层干燥，记忆力下降，更年期综合征可以用地骨皮。鼻干、眼干等燥症可以用地骨皮，鼻干地骨皮配苍耳子；眼干地骨皮配枸杞子。牙齿痛地骨皮配骨碎补，因为牙齿是身体最坚硬的，属于肾所主，地骨皮跟骨碎补，二骨就主肾，所以反复牙痛，久病多虚，痛得阴液暗耗，痛得绵绵不休，此二药应手见效。

那接下来呢，再严重一点，它再一往下干就咽喉痛，所以慢性咽炎，屡治不愈，声音沙哑，翻来覆去，就用玄麦甘桔汤加地骨皮、胖大海。

老是喝水又不解渴，舌尖红，要记住，是阴虚火旺。

切脉，脉象细数，跳得好快，也是阴虚火旺。

讲到皮的话，有两个皮，一个地骨皮，一个牡丹皮。

地骨皮跟牡丹皮都可以治骨蒸劳热。牡丹皮治疗骨蒸劳热，但是身体又不会出很多汗；地骨皮治疗骨蒸劳热又不断出汗，这个要分清开来。

《神农本草经》讲，地骨皮主五内邪气，热中消渴。糖尿病病人为什么要多吃点枸杞子？因为可增液润燥，当然也可以用一些地骨皮。

《药类法象》讲，地骨皮去风湿痹痛，能够坚筋骨。就是骨头、骨质疏松，骨钙缺失，走路呢，关节咔咔响，因为筋骨不坚不牢了，所以要坚筋骨。像骑自行车，哐当哐当响，涩涩的，应该点油跟上螺丝，点油是什么？点油就是能够滋阴的药，上螺丝呢，就是能够补肾的，肾能主封藏，地骨皮刚好既能补肾又能滋阴，所以它是“点油上螺丝”。

所以用地骨皮配威灵仙之类的药，治疗跟骨痛，关节咔咔响，效果奇特，这两味药不同凡响，地骨皮配威灵仙，威灵仙能通治一身上下痹痛，地骨皮可以滋润骨头里的“精油”，让它不咔咔作响，还可以助肾封藏。

所以今天你们学会了这个老年人走路关节响，怎么办？男性用六味地黄丸加地骨皮，女性用四物汤加地骨皮。你试试看，晚上立马抽筋减轻，平时走路呢，腿脚蹬力增强，关节咔咔响减少，爽朗的笑声就增多了。

唉声叹气的病苦声减少了，笑脸迎人的清脆音呢，就增多了。

李东垣有个经验，他碰到一更年期妇女，更年期临床表现用客家话讲，身烧火炉，什么叫身烧火炉？身体像烧火一样，皮肤像是被火烫一样，就是身热火燎四个字。

所以某一天，觉得此人我恨之入骨，现在我恨地咬牙切齿，头顶上冒火可以煮鸡蛋了，火曰炎上，义愤填膺。不要紧，李东垣有一个妙方，然后他一开，这个妇人的这个咬牙切齿呢，嗔恨不止，遂愈。

哪个方子呢？四物汤加地骨皮、丹皮二药，治妇人骨蒸劳热最妙。

昨天你们看到了，老师现场展现这个滋阴退燥的方法。那个营盘村的老阿婆过来，燥，我都不用看她的病了，她来的时候，走上走下，又搬凳子，又坐，又移位，哐当哐当，她的行为已经反映了她血燥火起。

如果她走路，走不动，我就会给她温阳，她现在呢，像蟑螂一样，东顾西顾，燥，就让我捕捉到了。她走路行步迟迟，步态龙钟，迟让我捕捉到了。

所以治病诊脉你只需要好好地领悟几个字，你就入中医之门，领略中医大美。

所以我给她开了天冬、麦冬、地骨皮、百合，再加四物汤。夏天就加生脉饮。

有些病人不停挪凳子，有些不耐烦就抽烟，有些跷二郎腿在抖，这些不都是燥象吗？阴虚则燥。

所以地骨皮乃凉血之妙药，滋阴之神品，壮骨之奇物，补髓之稀品，稀有之品。

但凡更年期老是躁烦，晚上热醒，脾气大爆的，就四物汤加地骨皮、丹皮。

你看看是不是十愈八九，这是可以验证的，你想要更完美一点，可加四逆散解解郁。更年期不外乎就是一个郁，一个虚，一个热，你看老师治病就这么快。

郁，我重用四逆散；虚，阴虚，我重用四物汤；热，焦热燥热，牙齿痛，我重用丹皮、地骨皮。

《本草纲目》讲，世人但知用黄芩、黄连苦寒泻上焦火，黄柏、知母寒凉治下焦热，但久服容易伤元气，不知道枸杞子、地骨皮，甘寒平补，使精气充而邪火自退，惜哉。李时珍说这个地骨皮跟枸杞子没得到普及，惜哉。

《药品化义》讲，地骨皮外祛不定的邪气，内除有汗的骨蒸，上能理头风，中能去胸膈气，下可以利大小肠，统统可以奏效，但它性毕竟偏凉，所以用酒煎 2 两，借酒来通行经脉，借它凉性可以退热，通行经脉就不会有湿，退热就不会上火，所以对于湿热黄疸上火、关节肿痛，最为神效。

看了这些经验，可以泡地骨皮酒，在家里放着，只要天气一变化，风湿关节痛痛不可忍，喝酒，效果很好。

老师敢跟你讲，只要天气一变化，关节痛了，喝这个酒没有不减轻的，至于能不能根治，一定要看养生的配合，不能全依赖药酒，药酒可以减轻痛苦，要根治病根呢，还要多方面配合。

《本草分经》讲到，地骨皮除肺中伏火，降肝肾虚火。有个著名的方子叫泻白散，白就是肺，所以中医里泻白散就是泻肺散，如果小孩子肺热老是咳，吐出来的气是热的，手放到他嘴巴，呼吸都是热的，就用泻白散，桑白皮加地骨皮。

泻白桑皮地骨皮，粳米甘草伏肺气。清泻肺热平和剂，热伏肺中喘咳医。

就是说，有邪热伏在肺中，不停地喘咳，可用泻白散。

老师碰到东莞有一个专门拉电缆的人，经常高空高温操作，热辐射好大，他晚上老是咳嗽咳醒，无论怎么喝水，这肺里好像两团火烧上来。

当时我一下就想到泻白散，泻白散一般治小儿咳嗽，热咳。我想大人应该也可以，我就增大他的剂量。

地骨皮和桑白皮各50克，粳米一般难找到，我用山药代，山药30克，再加甘草。

当时想要验证古方，所以不做特别加减，一剂吃下去，当天晚上没有咳嗽了，也没有热醒，睡醒以后说，几个月没有睡过这么好的觉，因为半夜没有醒。

所以这个方子立马在他单位里传开来了，所以大家以后到外面去，到了地方老觉得燥，或者去沙漠旅行，或者碰到这炸油条的，感觉肺里头有两团火，心走肺嘛，吃这辛辣的、烧烤的，肺里头有两团火，火龙往上走，火克金，就降金生水去平火，就用泻白散，白就是肺，就是天，泻白散就是天下大雨，是清凉的，所以泻白散都是给人带来清凉的。

降肺中伏火，清降肝肾虚火，肝肾虚火也用它。

《本草备要》讲，地骨皮1斤，生地5斤，用酒煮来服，治疗带下。

吐血尿血了，把地骨皮、生地，捣新鲜汁水服用，可凉血止血。

这是鲜品之神，但是要新鲜的，如果是干品吃了效果不大好，就多吃几剂，因为干品滋阴清凉的效果弱了好多。

像这新鲜挖的竹笋，好清凉啊，好通利啊，但是如果是干笋吃了，清凉清利的效果就会降低一点点。

小便下血不止，就是尿血，用地骨皮跟烧酒2盅，煎到7分，然后服用，立止。

《先醒斋医学广笔记》记载，滞下疳积神方，这个疳积，用新鲜的小蓟跟新鲜的地骨皮煎浓汁饮，不三日即愈，一般三天左右痊愈。

疳积是什么？小孩子面黄肌瘦，肚子大大的，东西吃进去又消化不了，而且没胃口，还要吃一些乱七八糟的东西，可挑四缝。

四缝是指关节上的穴位，它刚好对应的是中焦，挑四缝可以将中焦的积滞挑破，挤出脓水来。

然后这些疳热积热呢，我们就用新鲜的小蓟凉血，新鲜的地骨皮退热。

无疳不作热，只要有疳积了，它就会化热。

《肘后方》记载，治风虫牙痛，用地骨皮煎醋漱口，或者煎水直接饮用即可。

《江西中医药》记载，付美清先生用单味地骨皮治牙痛，每获良效。方法就是地骨皮 50 克，煎水代茶饮，一般一两天就好。

你想一下，《肘后方》的药方今人还验证了，再加骨碎补跟白芷，那不就是锦上添花，猛虎添翅，画龙点睛。

刘某，36 岁，经常饮酒，吃这个肥甘厚腻后，牙齿肿痛加剧，就用地骨皮煎水，一天就好了。

李某，53 岁，一出差就疲劳牙痛。舟车劳顿，伤阴耗血。所以腰就酸，牙就痛，辨证为虚火上炎，服药一天，痛止如常人。

遂体会到，齿乃骨之余，舟车劳顿就消耗人体肾气，那么骨阴虚了，齿就会痛，叫阴虚则火旺，水亏则阳亢，故牙痛多因骨中有伏热，精血暗耗。

而古人讲，地骨皮能清骨中之热，泻火下行，滋阴润燥，本药之妙，正在于此啊。

中国民间疗法，地骨皮性寒，有凉血清热除蒸之功。

有一种荨麻疹，皮肤发热。你看地骨皮，以皮走皮，所以皮肤里蒸蒸发热的，用地骨皮、白鲜皮、浮萍、生地四味药，治疗荨麻疹，遍身瘙痒，皮肤热痒，还可以加止痒六味，这个太简单了。

风湿关节热重用地骨皮，特别是一个人风湿关节热，再看他的检查报告，还有糖尿病，糖尿病湿热交争，糖尿病又有风湿关节痛的，一定要用地骨皮，因为本身地骨皮能治消渴，根皮通经络，又可以退湿热黄疸。

现代研究，地骨皮有明显降血压、血糖跟血脂的作用，所以它又叫三降草，就是顺利地像飞机降落，顺利地落地。

《得配本草》讲，地骨皮配生地、菊花，可以治疗白内障，肝肾阴虚，眼目枯竭。

地骨皮配青蒿，可以退虚热。

地骨皮配麦冬、浮小麦，可以治疗妇女更年期骨节燔热，燔是烧的意思，像烧炭一样。

地骨皮配红花研末，敷足，可以疗鸡眼，或者疼痛，长疮疡。

地骨皮单配生地，可以治疗带下。

地骨皮配威灵仙，可以治疗湿热，骨节疼痛。

新鲜的地骨皮加小蓟，可以凉血，治疗肝热。

新鲜的地骨皮捣碎，煮汁，可以洗恶疮，恶疮发热可以用。

小孩子疳积发热，地骨皮配知母，叫清骨散，可以清骨蒸劳热。

不断地衄血、吐血，只要新鲜的血流出来，止不住的，可用地骨皮配白茅根。

热咳，从肺里吐出的热气好热好烫，就用地骨皮配桑白皮，叫泻白二药对。

后 记

中医村。

观心台上。

古树间，徐老师正在泼墨挥洒。

我上前请一幅《上古天真论》。

徐老师说："这是习练之作，我再为您写几个字。"

我不假思索道："精神内守！"

徐老师说："再加四字，配成一对。"

我思忖良久，回神一看，徐老师已运笔收尾，八个字，在阳光树荫下闪耀飞舞：

精神内守，一气周流！

我的大脑仿佛划过一道闪电，欣喜若狂，这不就是我一直追求的答案吗？

如何实现"一气周流"？在"精神内守"的状态下，在没有头脑妄想干扰下，在没有人为造作下，身心就会恢复到自然天真一气周流的状态，而这种状态就是中医修行的方向，也是养生治病的方向。

大医境界中，安神定志，无欲无求，澄神内视，宽裕汪汪，说的就是这种复归天真自然天人合一的状态！

于是我便躺在观心台上，全身放松，身心、呼吸、意识融入到大自然中，慢慢地，人进入到忘我的状态，头脑念头几乎静止，自然呼吸，气血自然运行，身体暖洋洋一片……

这就是一气周流，是本自具足的。

只要悟透这八个字，就很容易进到那个天人合一的状态！

我们学医用药，不能过于粗暴地干预身体气血的运行，而应该站在一气周流的高度上轻轻导引身心方向，使乱者安之，散者收之，郁者达之，下者举之，高者抑之，紧者松之，塞者通之，让一气得以周流，让精神得以内守，这样才能真正帮到人！

希望，读这部书的朋友，不单能学会书中的知识，同时还把这八字精髓取回去！